あくせくするな、ゆっくり生きよう！

リチャード・カールソン
ジョセフ・ベイリー
大沢章子＝訳

角川文庫　12142

SLOWING DOWN TO THE SPEED OF LIFE:
How to Create a More Peaceful,
Simpler Life from the Inside Out.
by
Richard Carlson and Joseph Bailey

Translated by Akiko Osawa
Published in Japan
by
Kadokawa Shoten Publishing Co.,Ltd.

両親に

あくせくするな、ゆっくり生きよう！　目次

第二章　思考をコントロールする

第六章　仕事をスマートにする

第七章　あくせくするな、ゆっくり生きよう

序文

コンピュータ、ファックス、宅配便、ボイスメール、オンラインサービス、高速モデム。わたしたちの身のまわりには、時間節約のための機器やサービスが溢《あふ》れている。これらは、生活を便利にし、人々に楽をさせるためにつくり出されたものである。

ところが、実を言うと、こうした発明によってわたしたちはますます時間に追われるようになり、ストレスも増える一方なのである。家から電話するかわりに自動車電話を使って一〇分で用件をすましてしまえば、それで時間の節約になる。ところがわたしたちは、家に帰ればまた別の用件を思いつき、別の相手に電話をかけて、節約したはずの一〇分をあっという間に使ってしまうのだ。

次から次へとより高い目標をつくり出し、もっと速く、もっとたくさんできるはずだと、自分のお尻《しり》をたたいている。だからいつも後れをとっているような気がする。一体いつになったら節約した時間を自分のものにできるのだろう？　人生を楽しめるのだろう？　時間の節約なんて、口ばかりではないか？

わたしたちが間違ったのは、時間節約のための機器の使用法ばかりではない。忙しさこそ成功の証《あかし》であるという、間違った考え方まで身につけてしまった。おとなたちは、「詰め込めるだけ詰め込め」という考え方を、無意識のうちに子どもたちにも吹き込んでいる。まだ小学校にも上がらないうちから、読み書きはもちろん、テニス、水泳、音楽、体操、バレー、サッカーなどの稽古事《けいこごと》に追われる毎日を送っている子どもたちがいる。

ところが、「今」に目を向けてゆっくり生きてみると、世の中が違って見えてくる。穏やかで、落ち着いた考え方ができるようになる。頭が冴《さ》えて、知恵が働くようになる。すると、大切だと思っていたことが、じつはたいしたことではなかったのだとわかる。

先に延ばしてもいいし、誰かに任せてしまってもいい、なんなら無視してしまってもいいのだということに気づくようになる。目の前のことに集中できるようになり、自分の身に降りかかってくる出来事に上手に優先順位をつけ、人生を楽しみながら、しかも能率よくこなしていけるようになる。

やるべきことをすべて片づけてから（そんな日はけっして来ない）、人生を楽しもうと考えてはいけない。わたしたちは目的地への到着を楽しみに待つだけでなく、旅の過程を楽しめるようになれるのである。

本書は、「今」に目を向けてゆっくり生きることについて書かれている。けれど、あなたにライフスタイルを変えろと言うつもりはない。いなかに引っ込んだり、よその州の小さな町に引っ越す必要などない。仕事をやめたり、職業を変えることもないし、テレビを見るなとも言わないし、渋滞を避けろとも言わない。人との約束をすべてキャンセルする必要もない。もちろんインドに旅する必要もない。鎮静剤を飲めと言うつもりもないし、コーヒーをやめろとも言わない。

ゆっくり生きようというと、生活をすっかり変えてしまおうとする人が多い。それもたいてい大金をかけて。結果はといえば、二つの点で失望を感じるだけである。

第一に変化を楽しむことができない。あわただしい生活に慣れ親しんできた人にとっては、のんびりしたいなかでの生活は、頭をおかしくさせるものでしかないという事実にたちまち気づくことになる。

第二に、ライフスタイルを変えても、本質的には何も変わらない。外面を変えただけでは、考え方までは変わらないのだ。性急な考え方は、いなかに行ったからといって直りはしないのである。

本書を読めば、内面を変えることによってゆとりが生まれることがわかるだろう。わたしたちは、知恵を働かせることによって内面を変えることができる。人生をゆっくり生きられるかどうかは、わたしたちの心の持ちかた次第なのである。

本書で紹介するゆとりを持って生きるための方法は、「心の心理学」（Psychology of Mind＝POM）の理念に基づくものである。この心理学は、シド・バンクスの考えをもとにしたもので、ロジャー・ミルズ博士とジョージ・プランスキー博士の二人によって、一つの心理学理論にまとめ上げられた。この「心の心理学」は、国内はもとより、世界中の多くのサイコセラピストやカウンセラー、教育者たちによって実践され、驚くべき成果を上げている。

著者は、この心理学の実践者として長年にわたって本書でこれから説明する考え方を世界中の多くの人々に伝えてきた。その結果、たくさんの人々が、人生に苦しめられていると感じるかわりに人生をコントロールする方法を身につけたのである。思い込みを捨てて本書を読んでいただければ、あなたにもきっと次のことがわかるはずだ。

●ゆっくり生きれば、「今」をもっと楽しめる。
●ライフスタイルを変えても、ゆとりは生まれない。
●信じられないかもしれないが、心を落ち着けて今に集中することによって能率は上がる。
●他人の良くないクセや態度、行い、または気分によって、一日を台なしにしたり、人生のペースを狂わせたりする必要はない。

●他人のストレスやあわただしさに影響されず、自分だけ落ち着いていることができる。
●じっくり構え、目の前のことに集中することによって、予期せぬ出来事にも上手に対処できるようになる。
●ありふれた時間が輝いて見えてくる。
●厳しい状況に陥っても、そう深刻に考える必要はない。
●「今」を十分に生きることが、将来に対する万全の備えでもある。
●ずっと望んできた満足感を、きっと手に入れることができる。
●あなたはきっと幸せになれる!

本書を手にしたあなたは、ここに書かれたことを、自分の人生のなかで実感するための第一歩を踏み出したことになる。どうか思い込みを捨てて、批判的にならずに読み進めてほしい。わたしたちのメッセージを正しく受け取り、心に深く刻みつけることができたとき、心にゆとりが生まれてきたことに気づくだろう。そうすれば、人生はもう二度と、緊急事態に陥ったりはしない。

あくせくせずに、ゆっくり行こう、人生を楽しもう。

第一章　ゆっくりと、集中して生きる

誰でも子どもの頃は、友達と日が暮れるまで遊び回っていたものだ。次々と楽しいことを見つけ出し、夢中になって遊んだ。

子どもは遊びを見つける天才だ。それは、子どもたちが未知のものを恐れる心とめずらしがる心を持っているからなのだ。めずらしいものを見つけるともうじっとしていられなくなる。好奇心をそそられ、冒険心が湧《わ》いてくる。だから退屈など感じる暇もない。後悔したり、心配したりすることもほとんどない。子どもたちは、けたはずれのエネルギーと、限りない愛情に満ちている。喜んだり笑ったり、驚いたり不思議がったり。子どもたちの心は、そういった前向きな感情でいっぱいだ。そのあまりにも純粋無垢《むく》な生き方に、おとなは時々嫉妬《しっと》を感じるほどである。

そして、子どもたちに特徴的にみられるこの前向きな心の状態のことを、序文にも述べた「心の心理学」（Psychology of Mind＝ＰＯＭ）では、「心の健康」（メンタル・ヘルス）と呼んでいるのである。

それでは、この心の健康はおとなになると失われるものなのだろうか？　そんなことはない。世の中が発展して忙しくなり、頭ばかり使いすぎてストレスまみれになったおとなたちが、遊び心を失い、創造性をどこかへ置き忘れてしまっただけのことなのである。

そう、おとなになっても心の健康を保ちつづけることはできるのだ。おとながしばしば心の健康を永遠に失ってしまったかのように振る舞うのは、ただ彼らが自分の考え方に気づいていないからなのである。

つまり、自分の考え方に気づき、「今」に集中することによって、わたしたちはおとなになっても心の健康を維持することができるのである。そしてこの自分の考え方に気づく力のことを、ＰＯＭでは「知恵」と呼んでいる。

心の健康は幸福な人生をつくり出す

心の健康を保つことによって、自尊心、つまり自分の常識を信じる心と自信が生まれる。人生をバランスのとれた見方で眺められるようになる。そしてまた、生真面目《きまじめ》にならず、ときには自分を笑いとばせる強さを身につけることができるのである。心の健康は、すべてはうまくいくと信じられる楽天性をわたしたちに与えてくれるのだ。

この心の健康は、傷を癒《いや》し、折れた骨を元どおりにする機能と同じように、わたしたちの身体に生まれつき備わった能力である。努力して得られるものではないが、ストレスや栄養不良、運動不足などが原因で弱まることはあっても、失われることはない。

ではわたしたち、心の健康を失ってしまったかに見えるおとなは、どうすればよいのだろう。どこかへ置き忘れ、冬眠状態に入ってしまったこの能力を、揺り起こしてやればよいのである。

心の健康を呼び覚ますことによって、わたしたちは人に優しくなれる。誰に対しても深い愛情を注げるようになる。また創造性が豊かになり、どのような争いごとでも問題でもさっさと片づけてしまえる。家計の切り盛りも少しも苦にならず、掃除や洗濯もあっという間にできてしまう。子どもともじっくり付き合えるようになるし、なんと釣りの腕まで上がるという次第だ。そして日常の何げないひとこまに感動を見つけられるようになるのである。

こうしてみると、心の健康は人生を素晴らしくするための万能薬であるかのように思われる。しかし、心の健康は特別なものではないのだ。あなたの人生を振り返ってみれば、さまざまな場面で心の健康が活躍していたことに気づくだろう。難しい判断を迫られたとき、善悪の判断をしなければならないとき、敵、味方を区別しようとするとき、心の健康は、良心、本能、知恵、常識、または内なる声という名前を与えられて、いつもひと役買っていたのである。

心の健康の力を信じ、心の健康はいつも自分の内面にあり、いつでも呼び覚ますことができるのだと知ることによって、わたしたちは「今」に集中してゆっくりと生きることができる。そうすることによって幸福を手に入れることができるのだ。

ゆっくり生きることが大切な六つの理由

●ストレスが少なくなる。
●肉体的に健康になる。
●その場にふさわしい、親密で愛情溢《あふ》れる人間関係を築くことができる。
●感動する心が生まれ、身のまわりの自然の美しさを楽しめるようになる。
●心の平静と落ち着きが得られる。
●生産性や創造性が著しく高まり、集中力も飛躍的に増す。

心の健康を引き出す

先に述べたように、心の健康は、わたしたち人間に備わった潜在的な能力である。そしてこの心の健康を引き出すことによって、わたしたちの心は前向きに働きはじめるのである。つまり自尊心や創造性が生まれ、頭が冴《さ》えていろいろなことに気づくようになる。見返りを期待せずに人に愛情を注げるようになり、人とうまく付き合う能力、やる気、ユーモア、問題解決能力、楽天性といったさまざまな美点が発揮できるようになるのだ。

心の健康を、一定の明るさで輝きつづける一〇〇ワットの白熱灯と考えてみよう。日頃わたしたちが目にすることのできる白熱灯の明かりは、その時々のわたしたちの思考が開く窓からもれる光だけである。おそらく大部分の時間をわたしたちは暗闇《くらやみ》のなかで過ごしているはずだ。明かりを垣間見ることができるのはほんの一瞬なのである。そしてこの一瞬の輝きが、一般に至高体験とか至福の時とかいわれているものなのだ。わたしたちが自分の考え方と生き方の関係を、十分に理解できるようになるにつれて、この思考の窓はさらに大きく開くようになる。するともれ出す光の量もそれだけ多くなるというわけである。

つまり、心の健康は気分や考え方の影響を受けやすいものであるが、光の源はつねに輝きつづけているということなのだ。

わたしたちが、幸福でしかも生産的な人生を送れるかどうかは、心の健康次第だ、といってもいい。

前向きな心を手に入れるためには、まずは「今」に目を向けることが必要だ。ところで、今に目を向けるとはどういうことなのだろう？　誰でも、何かに没頭して時を過ごした経験があるだろう。災害に遭ったとき、沈む夕日の美しさに息をのんだ一瞬、恋をしているとき、シャワーを浴びているとき、音楽に聞き入っているとき、相手の話に引き込まれているとき。どれも時間が止まったように感じられる瞬間である。そんなとき、わたした

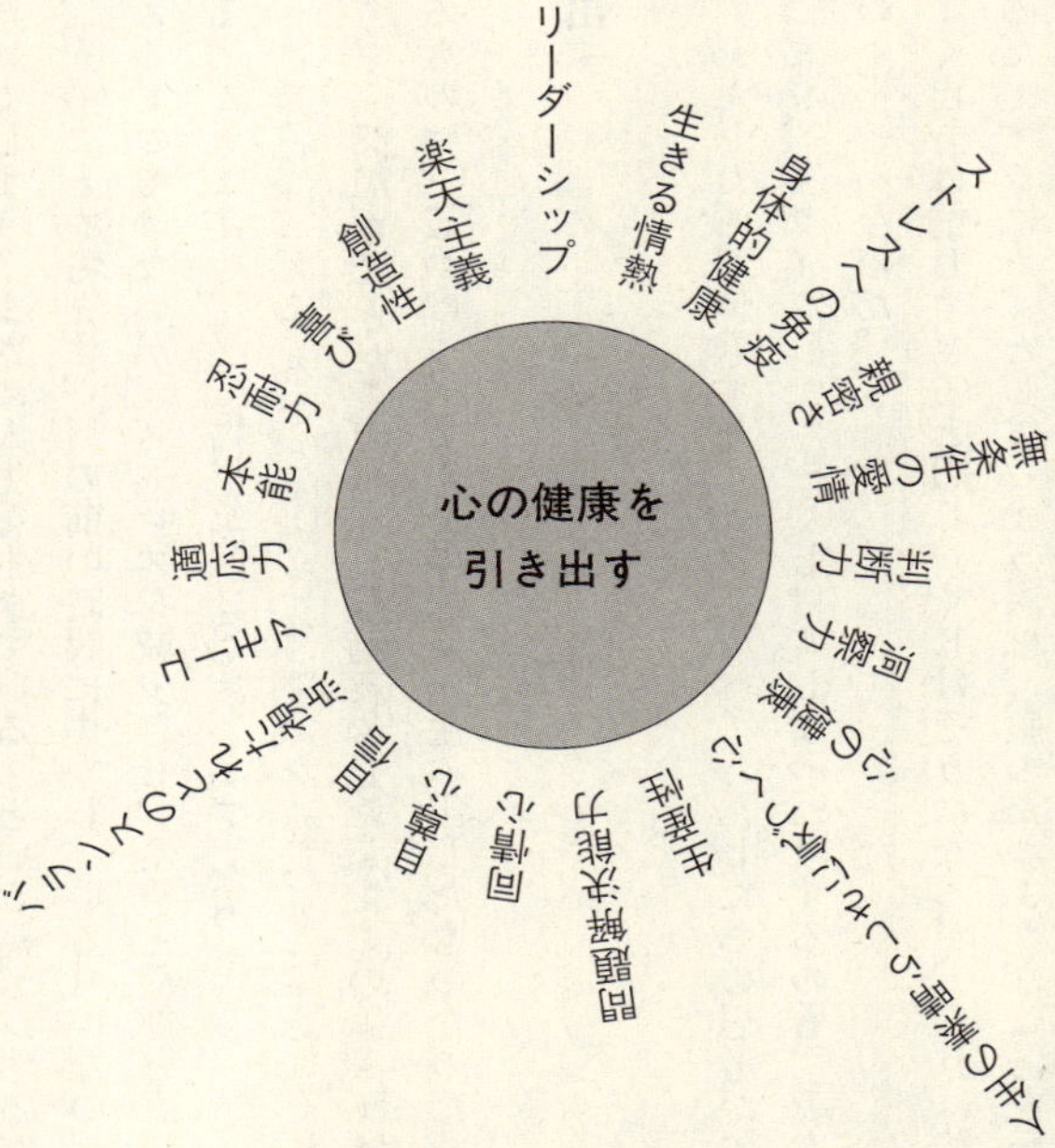

ちは何を悩んでいたのかも忘れてしまう。まさに人生を生きている、という感じがするだろう。それはわたしたちが、先のことを考えず、目の前の時間に集中しているせいなのだ。こうした時間はいつも手に入るものではないが、ストレスを減少させ、希望と喜びと直観をわたしたちに与えてくれる。

この集中した時間を、もっとしばしば手にすることができれば人生は変わるはずだ。それにはどうすればいいのだろう？　簡単なことだ。次のことを理解するだけでいい。「わたしたちが人生だと感じているものは、じつはすべて自分の思考が生み出したものなのだ」

思考が体験をつくり出す

そうなのだ。実を言うと、わたしたちが体験することは、すべてわたしたちの思考が生み出したものなのである。つまり、イライラしたり、くじけてしまったりするのも、みんな自分の思考の――考え方の――せいなのだ。

たとえば、わたしたちはよく自分は忙しすぎると感じ、くじけそうになるが、それは忙しい忙しいと考えるからなのだ。すぐにカッとしてしまう人は、腹のたつようなことをわざわざ考え出しているのだ。ストレスまみれの生活をしている人は、自分を滅入《めい》らせるようなことばかり考えているのである。

こんなふうに考えていては、心の健康を手に入れられないのも当然だ。ところがわたしたちは、前向きに考えられないのは周囲が悪いのだと考えてしまう。そして、環境を変えようとするのである。精神安定剤を飲んでリラックスしようとしたり、時間の節約ができるという製品に飛びついたりする。なかには仕事をやめてしまう人さえいるのだ。

つまり、自分の思考法――考え方――が体験をつくり出していることに気づくことが、心の健康を呼び覚ます第一歩なのである。

たとえば交通渋滞に巻き込まれたとき、こう考えることもできる。「ひどい渋滞だ、信じられない。なぜ高速道路を増やさないのだろう。こんな都会とはおさらばして、落ち着いた暮らしをしたいものだ。だが、できない。借金でがんじがらめだ。ああ、つまらない」。しかしまったく別の感想を持つこともできる。「ふーん、こうしてくつろげるのも悪くないな。ちょうどいい。ゆっくりしよう。今週は忙しかった。ラジオでいい音楽でも聴くか」。どちらも同じ渋滞のなかにいて、目的地に着くまでの時間は同じ。それなのにまるで違う体験をしている。後者は、ゆっくり行こうと考え、今に目を向けることによって、穏やかな気分を手に入れているのである。

このことはどんな場面にもあてはまる。渋滞よりずっと大変な問題に出会ったときも、あなたがそれにどう対処するかは、いつでも、あなたがどのような方法で、どう考えるかによるのである。

意識が思考を感じさせる

意識は、思考を実感させるハードウエアである。意識は、脳の働きのなかでも特殊な分野に属し、心に浮かんだあらゆる思考をとらえ、ただちに五感を通してわたしたちに実感させる力を持っている。

テレビのスイッチを入れるとどうなるか、思い浮かべてほしい。画面に映る映像は、受信した電波によって決まる。もちろんテレビが番組をつくっているわけではない。しかしテレビがなければ、電波を実際の映像として見ることはできないのである。

意識は、このテレビのようなものである。チャンネルを選ぶと、テレビは選ばれた電波を映像に変換して画面に映し出す。殺人事件だろうと連続ドラマだろうと、テレビの知ったことではない。

意識もテレビと同じように、思考（電波）を生き生きとよみがえらせる力を持っているのである。画面に映し出されたものはすべて、五感（聴覚、視覚、嗅覚《きゅうかく》、味覚、触覚）を通して実感される。テレビのショーに夢中になっているとき、わたしたちはそのショーを実感しているのである。

思考はコントロールできる

わたしたちは、自分の思考法に気づくことによって、思考をコントロールできるようになる。たとえば、渋滞に巻き込まれたとき、わざわざイライラするようなことばかり考えている自分に気づくことができれば、別の考え方をすることによって穏やかな気分になれる。のんびりするのも悪くないな、などと考えられるようになるのである。するとずっと楽しい時を過ごせるようになるのだ。

一つの考え方にとらわれている限り、人生は変わらない。自分の考え方に気づき、思考法を変えなければいけないのである。

思考法を見直す能力

ちょっと立ち止まって自分の思考法を見直す能力は、誰にでも備わっている。すぐ人のせいにするとか、腹をたててばかりいるといった自分の非生産的な思考パターンを自覚することができれば、いやな気分になるようにしむけているのは自分だということに気づくことができるのである。

たとえばあなたが、同僚が仕事をさぼってばかりいることに腹をたてていたとする。ところがあるとき、同僚のイライラする面ばかり見ている自分に気づいた。するとどうだろう。そのとたんにあなたは、それまでの思考法から抜け出すことができるのである。そして次にどんな思考法を選ぶかは、あなたのそのときの気分や、頭の冴《さ》え具合によるのである。

二つの思考法

1　分析的思考法

思考法は大きく二つに分けることができる。自分がどの思考法を用いているのかを知ることによって、わたしたちは前向きな心を手に入れることができるのである。

最初に説明する分析的思考法は、コンピュータがデータを処理するように考える方法である。この思考法では、記憶された情報をもとに、個々の問題について回答をはじき出していく。ただし、判断材料となる情報がすべてそろっているのが条件だ。分析的思考法は次のような働きをする。

●情報を蓄積する（記憶）。
●記憶されたデータを分析する（データを整理し、既存の情報と比較し、系統立てて整理することによって、確信、概念、認識などをつくり上げる）。
●人生設計をする（過去の記憶をもとに、想像力を働かせることによって、自分の将来のシミュレーションをする）。
●記憶されている既存のデータをもとに、生活を組み立てたり、問題を解決したりする方法を生み出す。
●すでに学習した情報を記憶にとどめておく。

分析的思考法は、効率的な人生を送るためには欠かせないものである。語学から数学にいたるまで、あらゆる学習に効果をあらわすのが分析的思考法である。コンピュータを作動させ、車を運転するときも、わたしたちはこの分析的思考法を用いている。毎日迷わずスーパーマーケットにたどり着けるのも、自分の名前や結婚記念日を忘れないでいられるのもこの思考法のおかげなのである。それ以外にも、一度覚えてしまえばあとは繰り返すだけ、といった種類の仕事は、ほとんどこの分析的思考によって行われている。新しい習慣を身につけたり新たな技術を習得するときに役立つのもこの思考法である。また学校での指導も、分析的な考え方で行われる場合が多い。

分析的思考法の利点は、必要な情報がすべてそろっている場合、最も効率的に、最も迅速に答えを出せるということだ。たとえば、初めての土地で空港までの所要時間を見積もろうとするとき、わたしたちは分析的思考を駆使して、空港までの距離と交通事情から、かかる時間を割り出すことができる。

一方、この思考法の欠点は、情報がすべてそろっていないときでも、手持ちの情報だけで考えてしまうことである。するとわたしたちは、答えが出ないまま、悩み、こだわり、やがて精神的に疲れ、欲求不満に陥ってしまう。それがストレスになることさえあるのである。

たとえば、上司との間にいざこざがあって、これといった解決策も思い浮かばないとき、わたしたちはいつまでも悩んでしまいがちだ。そのうちに仕事や人間関係までうまくいかなくなりはじめ、眠れない夜が続くようになるだろう。このように、不適切な場面でこの思考法を用いることは、精神障害や麻薬中毒などを引き起こす危険さえはらんでいるのである。

習慣、価値観、技術、信条、物事の受け止め方、偏見、思い込み、好き嫌い、好み、性格。こういったものはすべて、社会生活を送るなかで分析的思考によって身につけたものである。そしていったん身につけた価値観なり信条なりを実際の場面に応用するときにも、やはり分析的思考法が用いられる。分析的思考法は、西洋社会では高く評価されている。しかし高く評価されすぎるあまり、もう一方の思考法である流動的思考法がなおざりにされているのである。

2　流動的思考法

もう一つの思考法——流動的思考法——は、川のように流れる思考法である。

この思考法では、さまざまな考えが絶え間なく生まれつづけ、その場に応じた新しい情報や考えをもたらしてくれる。この思考法で生み出される考えは、ときには過去の記憶をもとにしたものであったり、ときには創造性によって生み出されたものであったりする。

この思考法が目指しているのは、人生を楽しみ、能率よく、最高の仕事をなしとげることである。実際、流動的思考をすることによって、わたしたちは思いがけない考えに出会うことができる。直観とか創造性、霊感、知恵、洞察、実感、ふとした思いつき、あるいは神の啓示とかいわれるものはみなこの思考法から生まれたものなのである。

たとえばプロの運動選手は、自分のポジションについている間、ずっと流動的思考をしている。バスケットの選手は、流動的に考えつつ絶妙のタイミングを直観的にとらえ、パスを出し、シュートする。演説する人も、流動的に考えることができれば、インスピレーションに満ちた創造的な話をすることができ、聴衆の反応を敏感にとらえることができる。

作家や研究者は、仕事に「のっている」という言い方をよくするが、それはその場にふさわしい考えが、無理なく次々に湧《わ》き上がってくる心の状態のことを指している。これは、子どもが遊んでいるときしばしば陥る状態とよく似ている。そして事実、この思考法の素晴らしさを信じ自信を持って行動するだけで、ほとんど何でもできてしまうものなのである。流動的思考法でも、分析的思考法と同じように過去の情報をもとに考えることはあるが、違っているのは流動的思考法では創造性を働かせる点である。

最近の調査で、次のような質問をしてみた。「非常に独創的で、これは、という思いつきがよく浮かぶのは、いつ、どんなときですか?」。一番多かった回答は、「シャワーを浴びているとき」「旅行中」「車を運転しているとき」であった。どの場合も、たいしたことはしていないときである。ところがそういうときにこそ、最高の考えやアイディアが浮かぶものなのだ。その理由は？　流動的思考である。これも、一つの知性なのである。

ここで確認しておきたいことがある。それは、流動的思考がよくて、分析的思考が悪いと言いたいのではないということだ。わたしたちの提案はこうである。流動的思考法をもっと生活に取り入れよう。分析的思考法をどんな場合にも効き目をあらわす特効薬だと考えるのはやめて、一つの道具として必要に応じて用いればよいのだ。

流動的思考法の優れている点は、次のとおりである。

●ストレスとは無縁である。
●疲れない。
●解決のめどが立たず、創造的で進歩的な考えが必要な場合にうってつけである。
●楽しみながら、しかも最高の結果を出すことができる。
●自然である。

二つの思考法を使い分ける

分析的思考法と流動的思考法を同時に用いることはできない。トランシーバーで会話するときのように、「話す」か、「聞く」かのどちらかなのである。そしてこのトランシーバーのボタンから手を離し、余計な考えを心から追い払うと、わたしたちは自然に流動的思考を始めることができるのである。無理なく、次から次へと新しい考えが湧き上がってくるのだ。

それでは、どうすればこの二つの思考法を上手に使い分けられるのだろう？ 流動的思考を始めるために必要なのは、分析的思考をやめることだ。よけいな考えを心の中から追い出してしまうことである。それは、水中の泥が川底に沈むのを待つことと似ている。何もしなければ、泥は自然に沈んで水が澄んでくる。手を出せば泥をまた浮かび上がらせるだけだ。

別の考え方をすれば、流動的思考は、シチューを煮込むときのように問題を鍋《なべ》に入れ、トロ火にかけておくことだともいえる。つまり、問題にかかりきりになるのはやめて、むしろしばらくそのことは忘れ、家を片づけたり、庭をぶらぶらしたり、電話に出たりしてその間に流動的思考に問題を解決させるのである。

流動的思考を呼び起こすためにまず必要なのは、そういう思考法があることを知り、それが素晴らしい力を持っていることを認めることである。そのうえで、よけいなことを考えなければ自然に流動的思考が湧き上がり、素晴らしいアイディアが浮かんでくるはずだと信じてみよう。すると本当にそのとおりになる。もしかしたら予想もしなかった答えが出てくるかもしれない。しかしその答えは、わたしたちが頭の中で同じことを何度もこね回して出した答えよりも、ずっと素晴らしく的《まと》を射た答えであるはずなのだ。

謙虚さが創造的思考を生む

流動的思考のドアを開く一つの鍵《かぎ》は、自分にはどうしていいのかわからないと認めることである。しかしそのためには謙虚さが必要だ。なぜなら、わたしたちは自尊心のために、なかなかそう認めることができないものであるから。けれど、自分の力ではどうしようもないと認めることで、心が穏やかになり生産性も高まるのである。

よけいなことを考えず、どうしていいのかわからないと認めることで、わたしたちはしばしば、予想もしなかったような、その場にふさわしい優れた答えを見出せる。

ついこの間の話だが、リチャード夫妻は、娘の健康問題で頭を悩ませていた。夫妻は解決策を求めて、あらゆる手を尽くした。何度か専門家を訪ねたが、これといった答えは見つからなかった。生命に関わる問題ではないということもあって、二人は問題をしばらくそのままにしておくことにした。あれこれ手を打つのをやめ、解決策が自然とあらわれるのを待つことにした。すると何日もしないうちに、リチャードの妻のクリスは、娘の食事の内容に問題があるのではないかと考えついた。食事の内容を調べてもらうと、そのとおりで、娘の好物の一つに、アレルギーを引き起こすものがあった。こうして問題は解決した。誰も、どうしていいかわからなかった。わからないことを認めることによって、適切な解決策が浮かび上がったのである。

流動的思考法と分析的思考法の違い

流動的思考法	分析的思考法
ゆとりのある	努力のいる
受動的な	能動的な
自然な	人為的な
次々とつながらない	次々とつながる
より深い感情	条件付きの感情
選択的に記憶を用いる	記憶に基づき、記憶に縛られる
想像的な	習慣的な
自発的な	予測できる
大きく見る	細部にこだわった
森	木
創造的な	実際的な
何かに導かれた	筋書きのある

思考法を切り替える

先に述べた思考法を見直す力を用いて、わたしたちは思考法を切り替えることができる。つまり、二つの思考法の違いを理解し、その場に応じてどちらの思考法がふさわしいのかを判断することができるのである。

前向きな心で人生を眺めれば、思考法を見直す力も高まる。そして前向きな心を持てるかどうかは、わたしたちがどれだけ自分の思考法に気づき理解する力を持っているかによって決まるのである。

心の働きを理解しよう

自分が体験している現実は、じつは自分が考え出したものであることに気づくたびに、わたしたちの自分の思考法に気づき理解する力は強まる。そしてこの力が強まると、人生に対する見方も変わってくるのである。

たとえばジョセフ・ベイリーは、自分の感じ方の責任は自分の考え方にあり、環境や周囲の人たちのせいではないことに、初めて気づいたときのことをよく覚えている。自分を哀れむばかりだったそれまでの考え方が許せなくなり、たとえ忙しさや気ぜわしさを感じることがあっても、もうスケジュールがきついと愚痴をこぼそうとは思わなくなった。自分の気持ちにゆとりがなく、そのせいで忙しく感じていることを自覚したからである。

リチャード・カールソンの患者の一人が、職場から車で家に向かっている最中、未来の夫との関係について思い悩んでいた。彼女はいつものように、心の中で過去の口論を思い起こし、その夜もきっと始まるにちがいない言い争いを想像していた。そのときふと、一つの考えが彼女の心に浮かんだ。「わたしったら彼のいやな面ばかり見てる。こんなことでどうしてうまくいくはずがあるの?」。生まれて初めて自分の考え方に気づくことができたのである。こうして彼女の人生は一変した。今では、否定的な考えが浮かんでも大げさに考えず、より広い視野に立って見直すことを心がけるようになった。未来の夫との関係もよくなり、このままうまくいきそうな気配である。

他の自己啓発書や心理療法では、考えを改めろと教えている場合が多い。しかし著者の意見はそれとはまったく違っている。考え方も、ものの受け止め方も、感じ方も、自分の思考法に気づき理解する力が高まるに連れて、自然と変わってくるものだと考えているのである。

問題や困難だらけの人生を、積み上げられた丸太の山だと考えてみてほしい。考え方を一つ一つ変えていこうとすることは、不規則に積み上げられた丸太の山から、丸太を一本ずつ引き抜くようなものである。無理ではないが、非常に難しい。それでは、上流のダムの放水口を開き、水かさを増やしたらどうだろう？　丸太は浮かび上がり、それぞればらばらになるはずだ。自分の思考法に気づく能力を高めることによってもそれと同じことが起こる。忙しがって人生をあわただしくしている自分に気づくことができれば、わたしたちは心の水門を開くことができるのである。

分析的思考法の間違った用い方

不安感があるとき、人は慣れ親しんだ習慣やしきたり、あるいは過去の記憶に頼ろうとするものだ。判断材料がすべてそろっていないとき、わたしたちは不安から分析的思考に頼ろうとする。しかしどんなに分析しても生産的な答えが出てきたためしはない。

分析的思考法は、こうした場合には不向きなのだ。一般的に、心の問題は創造的な思考法、つまり流動的思考法に任せたほうがよい。分析的思考法をためしてみて、すぐに何らかの答えが出なければ、それはわたしたちが思考法のギアを入れ間違っていることを示すサインなのである。

流動的思考法の間違った用い方

流動的思考法が誤用されることは、分析的思考法に比べるとずっと少ない。とはいえ、自分では流動的思考がいいと思っても、実際は分析的思考を用いたほうがうまくいく場合がいくつかある。小学校に入学したての子どもがいつまでも校庭で遊んで教室に戻りたがらないのは、そのよくある例である。そのほかにも、旅行の計画を立てるとか、人と会う約束をスケジュールに組む、会社の予算を計上するといった、細部に目を配る仕事をするときにも、ほとんどの場合、分析的思考法が適している。

また新しい仕事を覚えるとき、たとえばコンピュータのソフトウエアのプログラムや楽器の使い方を習得しようというときにも、分析的思考がふさわしい。暗算で計算するより電卓を使ったほうが速く、しかも誤りが少ないように、仕事のスケジュールを組むときにも分析的思考のほうが適しているのである。なかには、流動的思考をしながら新しい仕事を覚えてしまう人もいる。しかし大部分の人々は、二つの思考法を使い分けながら覚えるものなのだ。

流れるように考える

流動的思考法の練習をするために、難しい問題が起こるのを待つ必要などもちろんない。普段の生活のなかで、流動的にものを考えるようにしていれば、だんだんうまくいくようになるものだ。そしていよいよ本当に問題が起きたときには、否定的な考えに陥らないような免疫ができているはずである。

たとえば、こんなことをためしてみるとよい。気分はいいが、なんとなく落ち着かない日を選んで、今日はあれこれ考えすぎないぞ、と自分に言い聞かせる。たとえ前向きで何の問題もないように思われる考えでも、あれこれ考えないでいることによって、流動的に考えられる時間が長くなることに気づくだろう。

たとえ思いついたことがあっても、深く考え込まないこと。分析的な考えで、創造的な思考の流れを断ち切ってしまってはいけないのだ。それほど重要な思いつきなら、また必要なときにあらわれるはずだと信じよう。今の時間に目を向け、じっくり進んで行けば、心の健康を手に入れることができる。そうすれば、どんな困難も切り抜けられるのである。あなたはごく自然に、流動的思考で生きられるようになる。

あくせくするな、ゆっくり生きよう

本章では、「今」に目を向けて生きることを、理論だけでなく、実際の例を挙げて説明してきた。目の前の時間に集中してゆっくり生きることを、著者は一つの選択肢として示しているのではない。わたしたちは、そう生きるべきなのである。ここまでの内容をまとめてみよう。

(1)自尊心、無条件の愛情、知恵、ユーモア、他人への思いやり、創造性、喜び、知的な思考力。こうしたものに代表される心の健康は、すべての人々に生まれつき備わった能力で、人生を前向きに生きるための道具である。心の健康を呼び覚ますことによって、豊かな人生を送ることができる。

(2)心の健康を呼び覚ますための第一歩は、「今」に集中することである。それがどういうことかを理解するためには、すべての体験はわたしたちの思考から生まれたものであること、そしてその思考に意識が結び付いて現実の体験が生まれることを知る必要がある。

(3)思考法には二つある。一つは分析的思考法であり、もう一つは流動的思考法である。

(4)分析的思考法は、判断材料がすべてそろった問題を解決するのに適している。

(5)流動的思考法は、変化や進歩を伴う、未知の問題を解決するのに適している。過去の例だけに基づいて考えるのではなく、直観力を大切にする思考法である。人生を最大限に楽しませてくれる思考法ともいえる。どうしたら流動的思考ができるのか、またそれぞれの思考法がどのような場合にふさわしくどのような場合にふさわしくないかについても述べた。

(6)これまで、人間の心の仕組みについて説明してきたが、その主な目的は読者の皆さんの自分の思考法に気づく能力を高めることにあった。この能力が高まると、人生を直観的にとらえることができるようになり、考え方や感じ方、物事の受け止め方も自然と変化する。自分の考え方に気づくことさえできれば、すべてうまくいくのである。

(7)誰でも前向きな心を持つことができる。否定的な考えに陥っていることに気づいたときには、眠っている心の健康を呼び覚ませばよいのである。そうすれば、自分の思考法に気づくことができ、二つの思考法をいつ、どのように使い分ければよいかもわかってくる。

次の章では、わたしたちの考え方や気分、感情のコントロールの仕方について述べる。「今」に目を向けて生きるとは実際どういうことなのかがわかってくるはずだ。

第二章　思考をコントロールする

人生は旅であり、人は人生の海原を渡る船の船長であると考えてみよう。すると、安全で楽しい船旅ができることが何より大切で、船を効率的に操縦することなど二の次だとわかるだろう。知恵を働かせ、それぞれの状況に最もふさわしい航路をたどってゆけば、人生の船旅はのんびりした楽しいものになるはずなのだ。ところが多くの人々は、波が来るたびに抵抗してもがき、人生をわざわざ辛《つら》く苦しいものにしている。

人生をどうコントロールすればいいのか、誰かに教わったことのある人などまずいない。その場その場にふさわしい思考法があることや、分析的思考が人生をつまらないものにし、ときには台なしにしてしまうことさえあることを知っている人もいない。わたしたちはよく、理詰めに考えすぎてせっかちになったり、袖《そで》をまくりあげて仕事にとりかかったりするが、じっくり取り組んだほうがうまくいくこともあるのだ。

心を落ち着けるためには、静かに考えることがいかに大切で効果的であるかに気づく必要がある。とくに精神的に追いつめられているときや能力を最大限に発揮しなければならないとき、あるいは忙しすぎる生活にゆとりを持たせたいとき、落ち着いて考えることは素晴らしい効果をもたらす。

結婚生活や子育てに悩んでいるとき、あるいは上司に昇給を要求したいときにコンピュータを使って問題を解決しようとする人はいない。こうした問題を解決するには、創造性と直観が必要だからだ。分析的に考えてこれらの問題を解決しようとすることは、コンピュータを使うのと同じことなのである。新しい答えなど得られるはずがない。

求める答えは、心の持ち方を変え、人生を違った目で見つめること、つまり流動的な思考法から生まれる。流動的思考法を身につけるための一つの鍵《かぎ》は、どうしていいかわからないと認めてしまうことだ。途方に暮れていることを認め、けれどきっと答えは見つかるはずだと信じれば、本当の答えは見つかるのである。

日常の生活のなかで出会うさまざまな困難にも、この思考法は素晴らしい効果をあらわす。問題をつきつめて考え、流動的思考の入り込む隙《すき》を与えないなら、得られるものは欲求不満と不安だけなのである。

読者にもきっとおわかりいただけると思うが、あわただしさやあせりを感じ、どうしていいかわからなくなるのは、心が人生の航路をはずれて前向きに働かなくなりかけている証拠なのだ。こんなとき、自分の気持ちにちょっと気づくことができれば、「今」に自分の心を戻してやることができる。するとその場にふさわしい落ち着いた心を持つことができるのである。

しかし間違えないでほしい。分析的思考がいけないと言っているのではない。本書の目的は、考えるのをやめることでも、分析的思考を目のかたきにすることでもない。分析的思考法は適切に用いれば素晴らしい働きをする。大切なことは、あなたの思考法が有効に働いているか、それとも航路からそれていく一方なのかを、見極めることなのである。

たとえばリチャードは以前こんな経験をした。彼は、その夜の講演会場となるホテルからの電話を受けた。席を用意する都合上、おおよその出席者数を二、三時間以内に教えてくれと頼まれたのである。出席者の数を予測するためには、分析的思考がふさわしいのは明らかだった。しかし、リチャードにとってまずかったのは、およその出席者数を算出したあとも分析的思考を続けたことだった。リチャードの頭に、ふとこんな考えがよぎった。「もし誰も来なかったらどうしよう？　たくさん必要だと言っておいて、ほんの少ししか集まらなかったら？　ずいぶん格好の悪い話だ。もっときちんと計算しておくんだった。こんなめんどうなこと、なんでおれがやらなきゃならないんだ？」。次々といろいろな考えが浮かび、少なくとも五分間は続いた。しかし彼は、いろいなことを考え出しているのは自分だということに気づくことができた。するとそのとたん、さまざまな考えも勢いを失ってしまったのである。

リチャードに必要だったのは、あれこれ考えて自分を怖《お》じけづかせることではなく、流動的にものを考えることだった。つきつめて考えるのをやめにしてその夜の講演に集中することだった。あのまま分析的思考を続けていれば、あとの講演にもひびきかねなかったのである。

大部分の人々は、思考をコントロールしようと考えたこともないし、ほかにも思考法があることにすら気づいていない。怒りやあせり、ストレスの根本的な原因は、分析するばかりで前向きになれない自分の心だということがわかっていない。けれども、「今」に目を向けてゆっくり生きてみると、思考がどういう力を持っているかがわかるようになり、もともと備わった知恵が働きはじめる。すると同じ問題が、まったく違ったものに見えてくるのである。

落ち着き、くつろいだ思考法であるこの流動的思考法を身につけるにはどうすればよいのだろう？　流動的思考法の存在と、その力を信じればよいだけである。あなたがまずしなければならないのは、自分が、今どちらの思考法で考えているのかを、自分の感情を頼りに見極めることなのである。

感情は思考から生まれる

わたしたちが味わういやな感じは、すべて思考から生まれたものである。思考をより漠然ととらえたものが感情である、という言い方もできる。わたしたちは、自分の考えを感情や感覚という形で体験しているのである。たとえば腹立たしいと思わなければ、怒りの感情は湧《わ》いてこないし、あれこれ思い悩まなければストレスを感じることもない。嘘《うそ》だと思うなら、ためしに次のように考えてみてほしい。これは、著者が患者とのカウンセリングの際に用いてきた方法である。

ためしてみよう①……腹をたててみる

今のあなたの目標は、できるだけ腹をたてることである。あなたはまず何をするだろう? 簡単なことである。腹をたてるためには、不快な状況を思い浮かべればよいのだ。それ以外に、怒りの感情を引き起こす方法はない。今すぐためしてみよう。

思考と感情は切っても切れない関係にある。まず思考があって、感情が生まれる。わたしたちは、自分が何を考えているか、つねに意識しているわけではないし、自分が今考えているということにさえ、いつも気づいているわけではない。次に挙げるのは、カウンセリングでよく見られる光景である。

(患者) ストレスで参ってしまいそうなんです。生きていくことが辛くてしようがないんです。
(著者) 辛い辛いと思うからストレスを感じる、ということもあるんですよ。
(患者) とんでもない。ストレスの原因は今の生活です。それをなんとかしたくてここに来たんじゃありませんか。

ストレスをこんなふうにとらえている人は多い。この患者は、たった一つの考えにとらわれて何時間も悩みつづけたりすることはないだろう。しかしじつは、不満をつのらせるような考え方を無意識にしていて、それが習慣化し、しかも真剣に考えるわけではないので気づかないのだ。彼は、自分の考え方や人生のとらえ方が、ストレスという感情を引き起こしているのだとは夢にも思っていない。自分の感情は、ストレスに満ち溢《あふ》れた生活環境が引き起こしたものだと、決めつけているのだ。

たとえば、ある事柄について時間をかけて考えが組み立てられることもあるし、すぐに考えられることもある。しかし思考から感情が生まれることに変わりはない。たとえば、「明日は大変な日になりそうだ」とふと思ったとき、不安が生まれる。ただし、それは必ずしも今現在、不安を感じているということではない。あなたの心は未来を見つめていて、現在にはないからだ。

今度はあなたが、「わたしはさんざんな人生を生きてきた。何一つうまくいったためしがない」と考えているとする。そのときのあなたの心には、自分を不憫《ふびん》に思う感情が渦巻いているはずだ。感情は、思考が心に浮かんだ瞬間に生まれる。もしあなたが、「今日は片づけなくてはならない仕事が山ほどある。いやだなあ。しかしみんなこんなふうにいやいや仕事をしているのだろうか？」と考えたとしたら、あなたの心にはまったく別の感情が生まれていたはずだ。おそらくもう少し穏やかな気分になれたはずなのだ。

感情は人生の羅針盤である

ここでは、自分の感情をこれまでとは別の方法で受け止めることについて説明する。この方法を身につければ、無理なく前向きに生きられるようになる。

よく考えてみると、感情には二種類しかない。快い感情と不快な感情である。好ましい感情と好ましくない感情、あるいは心を豊かにする感情と心を苦しめる感情と言ってもいい。大部分の人々は、感情にいちいち名前をつけて細かく分類している。怒り、不安、喜び、嫉妬《しっと》、ストレスによる疲労、穏やかな感情、あせり等々。しかしただ一つ言えることは、これらの感情はすべて、快、不快の二種類に分けられるということだ。

感情は、羅針盤のような働きをし、前向きに生きることを目指すあなたの船旅を助ける。自分が流動的思考をしているのか、分析的思考をしているのかを、あなたは自分の感情をもとに判断することができるのである。大まかに言って、心地よく感じられるときは前向きに考えられている。逆に不快を感じるときには、程度の差こそあれ、気持ちが後ろを向いているということである。このような場合には、少しゆっくりして自分の考え方を見直してみるのが得策だ。流動的に考えていても不快を感じることはあるが、それは流れて消えてしまうものである。分析的思考法では、その不快をため込み、つきつめて考えてしまうことが多いのだ。

心地よい感じは、適切な室温にたとえることもできる。室温が適切であれば、精神的な適応など一切必要ない。そんなとき、あなたはその場にふさわしい思考法をさっと選び出して用いることができるだろう。一方、何らかの精神的適応が必要なときには、室温が上がりすぎたときにサーモスタットが警報を鳴らして作動を始めるように、感情も警報を鳴らす。

心地よい感情はつねに素晴らしく、不快な感情はいけないというわけではない。たとえば急《せ》かされているように感じたり、あせりを感じたりして不快なときは、ただその感じを受け止めるだけにして、どうしてそうなるのかいちいち考え込むのはやめようと言いたいのである。自分を責めたり、批判する必要などどこにもない。おそらく最良の方法は、自分に起こっていることを静かに見守ることなのだ。ただ見守っていれば、やがて流動的思考が生まれてくる。

リチャードの体験をもとに、自分の感情に気づくことが日常生活のなかでどれほど大切かを考えてみよう。先日、リチャードは食料品店で、一〇代と見られる二人のパンクロッカーとすれ違った。二人は髪を逆立て、うす汚れた服を着て、身体にはいくつも入れ墨をしていた。店内で大音響をたてている音楽めあてにやって来たようだ。

そのうちにリチャードは自分が不快感を感じているのに気づいた。この不快感に気づいてからしばらくして、リチャードは、自分がこの二人の若者をひどく批判的に見ていることを発見した。心にともる白熱灯の輝きに気づくように、自分の不快感に気づいたリチャードは、バランスのとれた考え方ができなくなっていることを知り、考え方を改めることができた。すると目の前の二人を別の見方で観察できるようになった。批判的な気分はすっかり消え失せ、二人を思いやる心さえ生まれた。他人を批判することなどできないことに気づいたのである。

不快感は警告である。あなたが不適切な考え方をし、人生の航路を誤りかけていることを示している。しかしこれは「困ったこと」ではない。むしろこの意味でいえば、不快感はあなたの友なのである。

運転席の計器盤の警告ランプが予想される危険を知らせるように、あなたの心に湧《わ》き上がった否定的な感情は、今の思考法がすでに役に立たなくなっていることを警告する。不快感によって、先に問題が待ち受けていることを知らされなければ、あなたには自分がいつ航路をはずれたのか、知る手がかりもないのだ。

もしあなたが、自分の否定的な感情につねに名前をつけようとするなら――たとえば「今日は気分が悪い」とただ自分の不快感に気づくだけにしておかず、「わたしは腹をたてている」と言ってしまうなら、否定的な感情はいつまでも尾を引き、増長していく。自分の感情ばかりが気にかかり、そこから抜け出せなくなる。感情を分析すればするほど、身動きがとれなくなるという悪循環に陥ってしまう。

自分の不快感に気づき、それを警告と受け取ることによって、自分が今考えているのだということを思い出すことができ、あなたは目を覚ますことができるのである。それだけで、あなたは気持ちを落ち着かせ、前向きな心を取り返すことができる。もう一つ別の例を見てみよう。

七歳になるリチャードの娘は、最近、学校へ行く支度に手間取るようになった。数日前のことである。娘を学校に送るために出かける一五分前に、電話がかかってきた。受話器を取る前に、リチャードは娘に向かって優しく丁寧に、「電話を切ったらすぐ出かけられるように用意しておいてね」と頼んだ。娘ははっきり「はい」と答えた。この日はとくに娘の協力が必要だった。というのは、学校まで送ったその数分後には、重要な会議に出席しなくてはならなかったからだ。

リチャードは、「もう行かなくちゃ。娘を学校に送るんでね」と電話の相手に伝え、話を早めに切り上げた。それから娘を呼ぶと、まだ何の支度もしていないではないか。その瞬間、リチャードの心にさまざまな感情が押し寄せた。まず腹をたて、失望し、会議に遅れるのではないかと心配になった。これらの感情が、一度に襲いかかってきた。

幸いリチャードには、こうした感情は、このままではいけない、考え方が後ろ向きになっているぞという警告なのだと理解する力があった。思考のバランスが崩れ、過剰に反応しかけていることに気づくことができたのである。リチャードは自分の不快感にとらわれることなく、それを有効に利用して自分の考え方に気づくことができたのである。おかげでリチャードは、穏やかな心を持ち、過剰に反応してしまう危険からも逃れることができた。流動的思考法に戻ることができたのである。ある意味で、流動的思考は自動修正のメカニズムを持っているといえる。自動修正の鍵《かぎ》を握っているのが、自分の思考法に気づく能力なのである。

こうして流動的に考えられるようになったリチャードは、広い視野に立って次にするべきことを決められるようになった。いつまでもイライラして無駄な時間を費やすこともなかった（数年前ならきっとやっていたことである）。そのときするべきことに集中し、娘の支度を手伝った。

リチャードが腹もたてず、イライラしなかったわけではない。もちろん腹をたててイラだっていた。しかしその感情にいつまでもとらわれることはなかった。リチャードは、自分の不快な感情をいけないことだとも思わなかったし、押さえつけようともしなかった。ただ、自分を別の方向に導いてくれる情報だと受け取った。流動的思考法を船を導くための羅針盤だと考えたのである。娘が父親の言いつけを守らなかったことについては、その夜、娘と心を開いて話し合った。朝の支度について、リチャードが娘にどうしてほしいと思っているかについて、親子でよく話し合う必要があることもわかった。わざわざここにそのことを報告するのは、不快な感情が湧き上がってきたとき、まったく気にならないふりをしたり、ただ放っておけばよいということではないのだとひと言断っておきたいからである。流動的思考の力を信じ、前向きな心を持てば、知恵を働かせて、その場にふさわしい効果的な行動をとることができるようになる。過剰に反応してしまうことなく、より広い視野で人生に対処していけるようになるのである。

そのためにまず必要なのは、自分が否定的な感情を抱いていることに気づき、その感情をこれまでとは違った方法で見つめることである。いけないことだと恐れたり、抑圧したり、避けたり、見せびらかしたりするのではなく、感情は、人生という航海の羅針盤であると考えるのだ。感情は、あなたの思考が正しく働いていないことを示し、別の思考法を用いるべきだということを知らせる。その感情に気づきさえすれば、何の苦労もなく別の思考法に移ることができるのである。知的な作業は一切必要ない。すべては自然に行われるのである。

考えるという行為が思考を生む現実

自分の考え方が自分の体験をつくり出していることを忘れると、思考はたちまち否定的な効果をあらわしはじめる。大切なのは、思考は誰かから押しつけられたものではないことを覚えておくことだ。わたしたちが気づいているか気づいていないかにかかわらず、思考は刻々と生まれつづける。わたしたちは、自分が考えているという事実を簡単に忘れてしまう。不幸せや欲求不満を環境のせいにし、考えばかりが先走りしはじめて止まらなくなることも多い。わたしたちがつねにあわただしさを感じているのは、まさにこのためなのである。自分の考えに気づくといっても、考えている瞬間をとらえる必要などない。あとから、こんなことを考え出したのは自分だったと気づけばそれで十分なのだ。

自分宛《あて》に意地の悪い手紙を書き、それを読んで腹をたてるような人はいないだろう。ところが思考に関していえば、わたしたちはこれとまったく同じようなことをしている。たとえば、わたしたちは人生は不公平だと証明するような考えを次々と思いつき、人生とはどうしてこうも不公平なんだろうと真剣に考え込む。あるいはまた、今日やるべきことを延々と書き並べたリストを思い浮かべ、なぜいつもこう忙しいのだろうと、時間が足りないことを嘆いたりもする。

こうした問題をはじめ、さまざまな欲求不満を解決するためには、思考と感じ方の関連をはっきりさせる必要がある。すべての考えを生み出しているのは自分自身であり、自分が人生をどう見るかによって感じ方が変わってくることを思い出せば、一歩退き、「今」に目を向けてゆっくり生きられるようになる。広い視野に立って人生を見直すことができるようになる。自分の考えにとらわれるのでなく、静かに見守ることによって、急速に進んでいく世の中や環境への新しい対処の仕方を見つけられるようになるのである。

思考は、考える能力によって生み出されたものである。ところがこの能力は、他の能力とは違って忘れられやすい。たとえば声は、話す能力によって生み出されたものであり、わたしたちはそのことを忘れたりはしない。誰でも好きなだけ大声で叫ぶことはできるが、その声で自分を驚かすことはできない。その声を出しているのが自分であることを知りすぎているからである。幼児が自分の声だと気づかず、自分の泣き声に怯《おび》えるという事実は興味深く、注目に値する。

しかし、思考はそれとはずいぶん異なる。思考はもっと自分に近いところから自然に生まれてくる。いつも考えているので、そのうちに考えていることを意識しなくなってくる。わたしたちが自分の考え出したことを現実のことのように受け取ってしまうのはそのためだ。つまり、一つの考えが頭に浮かぶと、わたしたちはそれが外部から来たもののように反応してしまうのだ。「またこんなことを考えちゃった」と軽く受け流せず、ひどく重要なことのように気になって過剰に反応してしまう。

しかし思考の性質に対する理解が深まると、いろいろなことを考え出しているのは自分だということに、より早く気づけるようになってくる。自分が否定的で危なっかしい考え方に陥りかけていることがわかるようになるのだ。そしてその否定的な考えを受け流すことができるようになると、穏やかな心で前向きに考えられるようになる。自分の考え出したことに過度にこだわらず、ただ考えに気づき見守るという、思考との新しい付き合い方ができるようになる。思考法を見直す能力がついてくるのである。

思考に左右されない

次の例を読んで、思考がどのように誤解され、それがわたしたちにどんな影響を与えるかを考えてみよう。

出勤の途中で車が故障し、あなたはやっとの思いで車を路肩に停めることができた。どうしたものかと途方に暮れてボンネットの下をのぞき込んでいると、ピックアップトラックに乗り込んだ二人連れが、通りすがりに何か叫んでいった。はっきりとは聞こえなかったが、「ドジだねえ、お気の毒さま」と言われたような気がした。あなたはいやな気分になり、腹をたてた。「なんだ、失礼なやつらだ」とあなたは考える。「あんなやつ、事故にでも遭えばいいんだ」。次々と考えが湧《わ》いてきて、あなたのイライラはつのるばかり、数時間後に牽引《けんいん》トラックが車を修理工場へ運んでくれたあとも、あなたの怒りはおさまらなかった。あの失礼なやつらのことがしょっちゅう思い出され、考えるたびに腹がたち、敵愾心《てきがいしん》が湧いてくる。職場に着いても、遅刻したことについて上司がちょっと何か言っただけで、ぶっきらぼうな返事をしてしまう。

この話にはあっと驚く結末がある。あなたは、ピックアップトラックの男たちの言葉を誤解していたのだ。彼らは本当は、「電話で牽引トラックを呼んでやるよ」と言っていたのだ。二人にはあなたをからかう気などまるでなかった。それどころか、わざわざ寄り道をして、一五分も電話を探し回ってくれたのである！

残念なことに、わたしたちはみんな、こんなふうに誤解した経験をたくさん持っている。実際、この例ほどドラマティックな出来事でなければ、似たようなことを一日に何度も体験している。わたしたちは、自分が考えているということを忘れている。頭の中につまったいくつもの情報を現実だと見なし、それがただの考えだということを忘れているのである。わたしたちの心をかき乱すのは、いつもわたしたちの思考である。この例でも、もしもあなたが、イライラの原因は自分の考えであって、見知らぬ二人の男たちの悪意ではないことに気づいていれば、その考えを捨て去り、二人のことなどさっさと忘れてしまうことができたのだ。

ここで覚えておいてほしいのは、たとえピックアップトラックの二人組が、「ドジだねえ、「お気の毒さま」と叫んだとしても、あなたが味わったいやな感じは、やはりあなたの考え方のせいであって、出来事そのもののせいではないということである。それを理解することができれば、あなたはいやな事件を忘れ、さっさと自分の生活に戻っていけるのだ。

感情にも左右されない

気持ちが上向いているとき、人生は素晴らしく、すべては順調に進んでいるように思える。広い視野に立って物事を眺めることができ、知恵と常識とを働かせることができる。時間はたっぷりある。問題があっても手に負えないほどではなく、簡単に解決できそうだ。何か手を下すべきときが来れば、すぐ行動に移ることができる。人間関係もうまくいき、何かを自分へのあてこすりだと感じたりすることもない。争いごとはさっさと解決し、愛する人たちと過ごす時間を大切にする。まるでダンスを踊るように、優雅な気分で人生を送ることができる。気分が上向きのときは、もがき苦しむようなことはほとんどない。

憂鬱《ゆううつ》なときには、人生は厳しく重くのしかかってくるように感じられる。いつも時間に追われている気がしてあせりを感じる。道ばたの花に目をとめて、その香りを嗅《か》いでみる暇もない。何もかもが自分へのあてこすりのように感じられ、問題が起こるとやたらと反発し、自分の身を守ろうとする。神経がピリピリしている。憂鬱なとき、あなたが人生を楽しめないのは、否定的なことばかり考えるからなのだ。

あくまでもこれは気持ちの波の一般的傾向である。実際には人それぞれで、落ち込むとなると、とことん落ち込み、気持ちが上向きになるのは問題が解決してほっとひと息ついているときぐらいだという人もいるだろう。逆に憂鬱なときにはそれほど落ち込まず、気持ちが上向きになると舞い上がってしまう人もいる。大切なことは、誰でも憂鬱なときよりは気持ちが上向きのときのほうが、良い精神状態にあるということだ。気持ちの波とはどういうものなのだろう？

気持ちは微妙に変化する。だからわたしたちは、気持ちの変化を簡単に見過ごしてしまう。気持ちの変化が、物事の受け止め方まで変えてしまったことにも気づかない。朝、笑顔で意気揚々と仕事に出かけたあなたが、昼には仕事の愚痴をもらし、やめることを考えているといった場面が、これまで何度繰り返されたことだろう。ある日は、夫や妻への愛情をひしひしと感じ、翌日には離婚を考えている。またある日は、親である喜びをかみしめ、翌日には子どもなど生まなければよかったと思う。こうした気持ちの波の陰で、実際に変わったのは何なのだろう？ 考え方が変わっただけなのである。つまり大切なことは、こんなふうに一八〇度の転換をしているのはわたしたちの人生ではなく、わたしたちの気持ちと、そこから生まれる感情であることを知っておくことなのである。

誰でも憂鬱になることはあり、それを避けて通ることはできないが、その状態を受け入れ、大げさに考えない訓練をすることはできる。気持ちの波は、わたしたちの考え方が外にあらわれたものにすぎない。気持ちの波は、心の天気であるともいえる。否定的な思考が突風となって襲ってきたとき、わたしたちは憂鬱になる。わたしたちの身のまわりはいつも変わらない。照明のあたり具合と周囲の状況の違い、つまり考え方や受け止め方の違いが、それを変わったように見せるだけである。

気持ちが自分の考え方に左右されるとは知っていても、その考え方がどのように変化するのかを、わたしたちは知らない。しかし、気持ちの波と付き合うコツを身につけてしまえば、じつはそれはたいした問題ではないのである。自分が見ているのは現実の人生だと思い込むのはやめて、落ち込んでいるときには自分の判断を疑ってみよう。人生がお先真っ暗に見えてきたことをことさらに言い立てようとするのではなく、気持ちにも波があることを認め、こう言ってみればよい。「わたしが今こんなことを考えるのは、そういう目で人生を見ているからだ。わたしには、落ち込むとつい悲観的になるクセがある。これはわたしが頭でつくり出したことで本当じゃない」

気持ちの波とうまく付き合うコツは、気持ちが上向きのときには喜んでそれを受け入れ、落ち込んでしまったときにはあまり気にしないことである。気分が落ち込んでいるときに限って、人はみな人生についてあれこれ考えはじめるものだが、じつはそんなとき一番よいのは何も考えないことなのだ。憂鬱な気持ちをただ受け入れ、深く考え込まずに過ぎ去るのを待てばいい。「それならわたしはまったく逆のことをしていた」とあなたは思うだろう。

そう、わたしたちはしばしば、考えることによって、なんとか落ち込んだ気分から抜け出そうとするものなのだ。気分が落ち込み、知恵も常識も働かなくなっているときに限って、問題を緊急に解決しなければとあせってしまう。自分や他人のあらを探し出そうとしたり、重大な決定を下そうとする。つきつめて考えようとする。しかし考えてもうまくいくはずがない。そのわけはもうおわかりだろう。感情は考えることによって生まれるものであり、落ち込んだ気分のときに分析的に考えれば考えるほど、よけいにひどい気分をつくり出してしまうのである。

こんなとき、気分が低調であることに気づき、自分が歪《ゆが》んだ目で人生を眺めているのではないかと疑ってみるだけで、前向きに生きられるようになるのである。気持ちが上向きになりさえすれば、緊急事態に見えた問題もたいした問題ではなかったことがわかるのだ。分析的に考えることによってますます憂鬱な気分を助長することをやめれば、もっとゆっくり生きることができるようになる。もし本当にどうにかしなければならない問題があるのなら、気持ちが上向きになりしっかり知恵を働かせることができるようになるまで待っても構わないのだ。問題は逃げはしないのだから。

今、この時を生きる

心の健康を呼び覚ます鍵《かぎ》は、目の前の時間に集中して生きることだと前に述べた。「今」を生きることを妨げる一番の原因は、分析的思考にとりつかれることである。分析的思考にとりつかれているとき、わたしたちは同じ考えをいつまでもこね回し、自分がそんなクセを持っていることにも気づかない。そして、その悩みがいつまでも続くものだと考えてしまう。

わたしたちは、ほとんどすべての事柄についてあれこれ思い悩むことができる（実際、思い悩んでいる）。隣の家の塀の高さ、家庭の経済状況、見知らぬ誰かの意地悪な目つき、食料品の賞味期限、雇い主からかけられている大きすぎる期待、夫あるいは妻の浪費癖等々。いったんこのような考えにとりつかれたら、ありとあらゆることが、格好の悩みの種となるのだ。

「今」に目を向けてゆっくり生きるために、あなたはまず次のことをよく理解しなければいけない。あなたがくよくよ考え込んでしまうのは、その悩みの中身のせいではなく、あなたの感じ方のせいなのだ。

　あなたの悩みなどちっぽけなことだと言うつもりはない。もし本当に重要な問題なら、あなたは何か行動をとりたいと思うだろう。失業した人は、職探しに奔走する。アルコール依存症の患者は、飲酒をやめなくてはならない。五人の子どもを抱えて夫と離婚した妻は、なんとか親としての責任を果たす手だてを探さなければならない。政治家や官僚は、社会問題の解決策を講じる必要がある。気にかかることがあるとき、それに対してどんな行動をとるかは問題ではない。問題はどのような態度で対処しようとするか、つまり、悩み、冷静さを失ったまま考えるか、流動的な考え方で前向きに対処していくかなのである。

　考え方はそのまま感じ方につながっていく。くよくよ考えていると、ますますいやな気分になるものだ。デパートの掃除係から、大企業の社長にいたるまで、誰に尋ねても「落ち着いてリラックスしているときより、あれこれ悩んでいるときのほうが気分がいいんだ」と言った人はいなかった。自分の考えに押しつぶされそうになっているときが最高の状態であるはずはない。

　悩んで問題をつきつめていくことの一番の問題点は、広い視野が失われることだ。問題や心配事を実際よりも大げさに考えてしまい、じたばたするばかりで、解決策は一向に浮かんでこない。それは前向きに考えることができなくなるからなのだ。何かを考え込んでいるとき、あなたの心は今、この時ではなく、どこか別の場所にある。子どもの頃の出来事であれ、その日、朝食のテーブルで起きたことであれ、過ぎ去ったことばかりしきりに考えている。あるいはまた、将来に起こるかどうかもわからない事柄について予行演習をしている。たとえば、子どもたちが家を出たあとはどうなるかとか、よその州での仕事を引き受けたら妻はどう言うだろうかといった具合に。それは結局、あなたは今ここにおらず、今、この時を生きていないということだ。あなたの問題を平凡なものにするつもりはない。ただ、思考は、ときにあなたを、今、この時から引き離し、前向きに考えられなくすると言いたいのだ。

心のバランスを保とう

わたしたちの人生は、その一刻一刻が岐路に立たされているようなもので、そのつど、自分でどちらの道を行くか決めなくてはならない。左へ回って行く道を、これから「落ち込み通り」と呼ぶことにする。この道は、あなたが目の前の出来事について分析的に考えはじめ、他人の行動の意味を詮索《せんさく》したり、他人の心の中を推測するようになったときに通る、否定的な分析的思考の道である。一日に何度も通る、お馴染《なじ》みの道だといえる。

この「落ち込み通り」に迷い込んだある女性の例を紹介しよう。月曜の朝、目を覚ましたサラは、いつものようにおきまりの朝の仕事を片づけはじめた。この日はさわやかに晴れわたり、楽しい週末を終えたばかりだった。次の週末は友人たちとのキャンプの予定が入っていて、それも楽しみだった。ふと時計に目がとまった。七時一五分だ。サラは現実に引き戻され、突然いろいろな考えが頭に浮かびはじめた。「ああいやだ、また忙しい毎日が始まるんだ。車は渋滞するし、月曜は嫌い。ああ、やらなきゃならないことが山ほどある。そういえば、今日はジョーと会う約束があったんだ。それなのに大変、先週計画書を送るのを忘れてる」。よく耳にするセリフではありませんか？　それもそのはず、これこそ、多くの人々が一日の始まりに体験する典型的な例なのだから。

サラは今、分析的思考から抜け出せなくなる初期の段階にいる。この段階ではとくに問題になることもないので、誰もそれに気づかない。サラ自身、自分が思考の深みにはまりかけているとは想像もしていない。心の安定が脅かされ、知恵が働かなくなり、やがて否定的な考えを退けることもできなくなることを、サラは知らない。人生はあまりにも大変で、ストレスでいっぱいだ、サラはただそう思っている。ストレスや挫折《ざせつ》感と自分の考え方に関わりがあるなどとは思ってみたこともない。サラがこの道をたどりつづけたら、一日の終わりにはどういうことになっているか、あなたにも想像がつくだろう。そしておそらく、サラはその道をたどりつづけるのだ。

自分の考えが自分にどんな影響を与えているかに気づかなければ、サラは同じ道を進みつづけるだけだ。やるべき仕事を数え上げ、すっかりくじけてしまうだろう。職場の同僚と仕事の愚痴をこぼし合い、この先やらされるはずのめんどうな仕事を思い浮かべ、自分がその仕事をしているところまで想像してみる。そのうちに疲れ、誰かを恨み、腹をたて、おそらく昼までにはくたくたになってしまう。しかしそれでもまだサラは、「まわりが悪いんだ」と思っている。そういう仕事なのだから仕方ない。仕事が悪い。もし別の仕事をしていれば、こんなにストレスを感じなかったはずだ、とサラは信じている。

しかし、それが真実でないことは、おそらくあなたにもおわかりだろう。心が今を離れ、自分で考え出したことを一大事のように思い込むクセは、わたしたちにはあまりにもお馴染みのものである。レストランのウエイトレス、大企業の社長、学校の教師、彼女の仕事がどんなものであったとしても、細かな点こそ違え、同じようなことが繰り返されるだけである。生活の外観が変わっても、何も変わりはしない。最も大切なのは、あなたが、あなたの考え方といかに上手に付き合っていくかということである。上手に付き合えるかどうかは、わたしたちが思考の性質をどの程度理解し、人生を広い視野に立って眺められるかどうかにかかっている。

もう一つ考えなければならないのは、この例で取り上げたサラが、もっとひどい状況に直面していたらどうだったろうかということである。もしサラが、失業していて貧窮者のための公営住宅に住み、コカイン中毒だったらどうだろう、と想像してみてほしい。夫との離婚が決まっていて、子どもも夫に引き取られてしまうとしたら？　それでもサラは、同じように考えるだろう、利害的な関心だけはもっと高まるだろうが……。

それでは、同じ筋書きを、別の結果に導いてみよう。サラが、別の分かれ道を見つけたのである。右へ向かう道は、心の健康を意味する道である。わたしたちはこの道を、「落ち着き通り」と呼ぶことにする。月曜の朝、目を覚ましたサラは、いつものようにおきまりの朝の仕事を片づけはじめた。この日はさわやかに晴れわたり、楽しい週末を終えたばかりだった。次の週末は友人たちとのキャンプの予定が入っていて、それも楽しみだった。ふと時計に目がとまった。七時一五分だ。サラは現実に引き戻され、突然さまざまな考えが頭に浮かびはじめた。「ああいやだ、また忙しい毎日が始まるんだ。車は渋滞するし、月曜は嫌い。ああ、やらなきゃならないことが山ほどある。そういえば、今日はジョーと会う約束があったんだ。それなのに大変、先週計画書を送るのを忘れてる」。しかし今回は、サラは自分が間違った考え方をしていることに気づいた。不愉快な気分は、心のバランスが崩れはじめていることを警告する合図だ。自分の考えから抜け出せなくなりかけていることを自覚したサラは、自分にこう語りかけた。「あらあら、また始まった」。心が「今」を離れ、不安や憤りでいっぱいになっていることに気づいたのである。

次々とあらわれる否定的な考えに身をゆだねることが、どんなに簡単で、魅惑的なことであるか、サラにはわかっている。けれどそうやって自分の考えにとらわれること自体が、とらわれている事柄の内容よりむしろ問題であることを、サラは理解している。自分の否定的な考え方こそ、現在のストレスの原因であり、たとえ悩みごとの中身が、今の追い立てられるような生活のことではなく、車の代金の支払いについての心配に変わったとしても、同じように立ち往生してしまうことを知っている。感情は思考から生まれることを知ったサラは、ずっと前向きに人生に向かっていけるようになった。

早い段階で自分の状態に気づき、流動的思考に戻ったために、サラはすばやく感情を立て直し、前向きな心を持つ努力をすることができたのである。いつものクセが始まった、と自分のことを客観的に見ることもできた。心の暴走を許して一日を台なしにするかわりに、「今」に目を向けて心にゆとりを持つことによって、出勤前に家で過ごせるわずかな時間を楽しむことができたのである。

ジョーに計画書を送るのを忘れたことは、サラも気になった。しかし心を落ち着かせることができたので、あわてふためくこともなく、最善の方法を思いつくことができた。サラは忙しくない振りをしたりはしない。責任を一つ一つ果たしていくつもりである。スケジュールも、やるべきことのリストもぎっしりつまったままだが、「今」だけを考え、将来のことやそのときの心配事には目を向けないようにすると、リストもなんとかなりそうに見えてくる。サラは心を落ち着け、よく考えて仕事の優先順位を決めることにし、一度に一つの仕事を精いっぱいの力でこなしていこうと決心した。さらに大切なことは、彼女のリスト（どのようなリストでも）に書かれた項目のどれ一つとして、人生を台なしにしてまでやりとげなければならないものではないことに気づいたのである。

思考の性質を十分理解すると、わたしたちは、自分の考えにそのつど気づくことができるようになる。流動的にであれ、分析的にであれ、わたしは今考えているんだ、と頻繁に感じるようになる。自分は考えているのだと気づくことによって、わたしたちは、自分をあわただしさのなかに閉じ込め、前向きな心を持つことを妨げる習性から抜け出すことができる。ある意味では、わたしたちが知らなければならないのは、やらなくてよいことは何なのか、ということなのだ。美しく整えられた庭は、雑草を抜き取るだけですっきりと美しく見える。それ以上花を植える必要はない。すでにそこにある美しさを妨げるものを、取り除くだけでよいのである。それと同じように、否定的な考え方を取り除けば前向きな心が残る。わたしたちは、今、現在から取り除かれるべき思考に気づくことによって、分析的思考から流動的思考に移行することができる。心の健康を呼び覚まし、ゆっくりと、「今」に目を向けて生きられるようになるのだ。

まとめ

「今」を見つめてゆっくり生きてみると、穏やかな気持ちがあらわれ、それはわたしたちの全存在や、生き方にまで浸透する。いつもあわただしさを感じ、急ぎ、満たされない思いを抱いていたのが、落ち着きや喜びを感じられるようになり、周囲への関心も高まる。ゆっくり生きていても問題は起こるが、先を急いでいたときのように、手のつけようもない問題に見えることはない。

このことをわかりやすく説明するために、野球選手の例を挙げよう。メジャー・リーグのバッターが試合中「のってくる」と、あるいは「絶頂感」にとらわれると、ピッチャーの投げたボールが、スローモーションで飛んでくるように見える。実際にはもちろんボールは猛スピードで近づいてきているわけで、時速一六〇キロを超すこともしばしばである。

事実は変わらない。変わったのは、受け止め方である。それがバッターの自信を深め、能力を高めた。流動的思考のもとでは、ボールのスピードはどんどん遅くなるように見え、簡単に打てるように思えるのだ。

日常生活のなかでも同じようなことが起こる。ゆっくり生きてみると、人生がはっきり見えてくる。取り組まなければならない問題はやはり多いが、それが違って見えてくる。緊急事態に思われて息がつまりそうになることはなくなり、ただ、解決すべき問題だと受け止め、あるいは自分を成長させる絶好の機会だと受け止められるようになるのである。

感情は、わたしたちの心が先を急ぎすぎていると知らせ、ゆとりを持つときが来ていることを教える。タイマーが鳴り出し、夕食の支度ができたことを知らせるように、あなたが否定的に考えはじめると心のブザーが鳴りはじめる。感情の声に耳を傾け、それが訴えようとしていることを真摯《しんし》に受け止めれば、あなたは、穏やかで喜びに満ちた心の健康を実感することができるのである。もう二度と、人生が緊急事態に見えてきたりはしないのだ。

第三章　心を「今」に向ける

この時とは、今をおいてほかにない。
過去は、かつてのある時であり、
未来は、新たなる時である。

残念なことだが、何もかもうまくいきかけたと思うと、また前向きに考えられなくなってしまうことがある。たとえば、あせりを感じたり、支払いのことで頭を悩ませたり、将来の心配をしたり、過去を悔やんだり、職場でのいざこざに腹をたてたり、あるいはただ、翌日の仕事のリストを眺めてげっそりしてしまうことだってある。心が「今」を離れてしまう原因は無数にある。しかしそれらには、ただ一つだけ共通点がある。すべて、わたしたちの思考が引き起こしたものだということである。自分が考えていることに気づき、自分が味わっている感情の責任は、それを考え出した自分にあるということを思い出したとき、わたしたちは目を覚まし、心をそっと「今」に向けてやることができるのである。

この章では、あなたが自分の進む道を見失ったとき、あるいは先走りしてしまったとき、元の道に戻るいくつかの方法について、説明していく。あなたが実際先を急ぎすぎていると感じ、あるいはあせりすぎていると感じたとき、もう一度この章を読み返したいと思うはずだ。あなたを今、この時に向かわせる鍵《かぎ》は、次の四つである。

1 人の話を聞く

人の話をきちんと聞ける人は、本当に少ない。誰かが話している間、わたしたちはしばしば自分の分析的思考に没頭し、相手に最高の敬意を払っても、せいぜい自分の話す順番が来るのをおとなしく待つ程度のことしかできない。しかし、誠実に、真心を込めて人の話を聞くことは、わたしたちの心を「今」に向かわせ、前向きな心を手に入れるための心得の一つである。

おおかたの人は、人の話を聞くときは、もっぱら分析的思考を用いるよう教育されてきた。これは集中力と、記憶力を駆使する思考法である。分析的に考えながら人の話を聞くとき、わたしたちは、自分の聞いていることと、自分のこれまでの考えを、ひそかに比べている。同意するか、同意しないかを考えながら、心に入り込んできたデータを処理していく。こういった聞き方は、ある種の学習には適しているが、ときにはわたしたちを「今」から遠ざけてしまうこともある。

著者が勧めるのは、それとは別の聞き方である。心をカラっぽにし、解釈を加えようとせず、先入観も偏見もなく、期待も予想もせずに人の話を聞くのだ。この聞き方は、流動的思考のなかで生まれる。このような心で話を聞いていると、思考は緩やかに流れ、日常の生活のなかで出会うさまざまな出来事に、そのつど感動することができるようになる。また自分の思考が「今」から離れかけていることに、いち早く気づくことができるのである。

純粋に楽しむために音楽を聴いているとき、どういうことが起こるか考えてみよう。あなたが音楽を聞くのは、メロディにけちをつけるためでも、歌詞を覚えるためでも、どのキーで演奏されたのか当てるためでもない。ただ、音楽を楽しむためである。そんなふうに音楽を聴けば、あなたは音楽を感じ、感動を覚えることができる。

同じ音楽を、分析的に考えながら聴いてみると、歌詞やリズム、メロディなどがそれぞれどんなふうであるかを詳しく説明することができるだろう。しかしおそらく、その音楽に心を動かされたり、感動することはない。

「控えめな聴き手」として人生を生きていけば、わたしたちはずっと思考に目覚めていることができる。つまり、自分が考えているという事実と、その考えが自分に及ぼす影響を、つねに頭に入れておくことができる。感情や感覚を十分感じることができ、そのことによって、気分や感情をうまくコントロールできるようになる。そして、人生のさまざまな状況を上手に切り抜けられるようになるのである。

わたしたちを、今、この時、この場所から引き離す思考のタイプを知っておくことは有益なことである。それは、解釈する思考と、賛成、反対の思考である。

① 解釈する思考

誰かの話を聞いたり、自分が見ていることを解釈しようとするとき、わたしたちはそれを、自らの記憶というフィルターを通して体験しようとしている。ある意味で、今、現在の出来事ではなく、過去の出来事を体験しなおしているともいえる。もしわたしたちが、人の話を聞きながら、それを解釈することに精を出していたとしたら、相手の話を、自分のなかの信念の枠組みにあてはめ、それだけで好き嫌いを決めようとしていることになる。自分の好き嫌いの基準や、何が真実かという思い込みをもとに判断しているわけで、相手の話を純粋に追体験していることにはならない。

たとえば、あなたの妻が、隣人との間に起きたいざこざを話題にしたとする。妻の話をいちいち解釈しながら聞いていくと、話が終わるより先にあなたは心の中で結論を出してしまう。あなたはこう考えるかもしれない。「この話は前にも聞いたことがある」、あるいは、「彼女はいつも、誰かといざこざを起こしているな」「あのお隣さんはたしかに難しそうだ」といった具合に。あなたの今現在の体験が、あなたの思い込みや過去の記憶によって、汚点をつけられ、影響されているのだ。これでは妻から「人の話を少しも聞いてくれない」と言われるのも当然だ。肉体的にはその場に存在していても、心はそこになく、相手の話を十分に聞いているとはいえないのである。本当の意味で人の話を聞くということは、そのとき初めて聞いたことを、過去の判断基準で理解したり、自分の考えを差し挟みすぎたりせずに、受け入れることである。この例でいえば、妻の話を、心の中で批評を加えたりせずに受け止めることである。そうすれば、あなたは妻の話を、愛情を持ち、敬意を払って聞けるようになるだろう。すると妻も、「本当に人の話をよく聞いてくれる」と喜ぶのである。

② 賛成、反対の思考

わたしたちを、今、この時から引き離すもう一つの思考のタイプは、賛成、反対の思考である。人の話を、自分がそれに同意するかしないかを考えながら聞いていると、その話から学びとれるものがとても少なくなる。自分の信念にとらわれ、そこから抜け出せなくなってしまうからである。あなたは、いちいち批評を加えながら人の話を聞く相手と話した経験はないだろうか。「そのとおり」「そうだよ」「それは違うな」「そうだ」「そうじゃない」「まさにそうさ」「そうは思わないな」という具合である。あなたの言ったことのほとんどすべてが、相手の、賛成、反対のフィルターを通されている。解釈する思考と同様、賛成、反対の思考も、今、この時の会話を、過去の信条というフィルターを通して聞いているのだ。

もしわたしたちが、落ち着いた、何でも受け入れようとする心で、人の話に耳を傾ければ——たとえ以前からそれとは反対の意見を持っていたとしても——今まで気づかなかったことに気づくようになり、同時に、それまでとは違う、より広い視野で物事を眺められるようになる。本当の意味で人の話を聞くことができれば、心にも変化が生じる。物事の別の面が見えてくる。人にも、自分自身にも、こう言うことができるようになる。「そんなこと、考えてみたこともなかったよ」。このような聞き方は、わたしたちに喜びを与え、そこから学ぶものも増えていく。あなたを、今、この時に引き留める聞き方といえる。失うものは何もない。下降線はないのだ。いったん聞いておいて、あとでどの考えを捨てるか決めるのは、いつでも、あなた自身なのだ。

上手に聞く力は、ある意味で自分の考え方に気づく力と同じである。柔軟な心で聞くことによって、わたしたちは自分がどのような思考や感覚、感情を持っているかを知り、また周囲の人々にも関心を持つことができる。本当の意味での聞くということは、愛情を持ち敬意を表して人の話を聞くことである。本当に聞くことができれば、わたしたちは今、この時に心を戻し、ゆっくり生き直すことができるのである。

2 素直に認める賢明さ

問題が起きたり、身動きできない立場に追い込まれたとき、すぐには解決策が思い浮かばず、どうしていいかまったくわからなくなってしまうことがある。先に述べたように、問題は、考え方を変えない限り解決できない。そして考え方を変えるためには、思考の性質をよく理解する必要がある。この基本原則を思い出せば、ある問題について答えが見つけられないとき、同じ情報をこね回してみても、たいてい答えは出ないことがわかるだろう。ただあせりが増すばかりでストレスの原因ともなる。わたしたちはみんな、「思考の流砂」にはまり込んだ経験を持っている。心の中でもがけばもがくほど、分析的思考に落ち込んでいってしまうのだ。これは、分析的思考が誤って用いられた例である。

答えがすぐに見つからないとき、最善の方法は流動的思考を用いることである。これは、分析的思考をしりぞけ、心をカラにすると、自然と湧《わ》き上がってくる思考の流れである。このより深い知性、すなわち流動的思考は、わたしたちの理解力を高め、たいていの場合、必要な答えを出してくれる。どうしていいかわからないことを素直に認め、分析的思考では必要な答えを見つけられないと謙虚に認めることが、流動的思考へ踏み出す第一歩なのだ。

それができれば、わたしたちは混乱のさなかでもリラックスできるようになり、「今」にもっと集中して生きられるようになるのだ。

3　流動的思考法の力を信じる

分析的思考によって次々と湧き上がる考えにとらわれないためには、流動的思考はときに分析的思考よりも強力で創造性に富み、効果的であることを知り、その力を信じる必要がある。答えが見つからないときや、問題にどう対処していいかわからない場合はとくにそうである。電話番号や、道順、人の名前や住所が思い出せないといったごくありふれた問題でも、それを「放っておく」ことによって、ふっと思い出せることがある。パーティで会った人の名前がどうしても思い出せず、車を運転して家に帰る途中に突然浮かんできたといった経験は誰にでもあるだろう。思い出しても意味のない頃になって、ようやく何かを思い出せるのは、ただの偶然ではない。わたしたちの記憶力や、創造的思考力は、プレッシャーのもとではうまく働かないのだ。リラックスし、あせりを捨てたとき、流動的思考は自然に、誰の助けも借りずに生まれてくる。わたしたちは、何もしなくてよいのである。

わたしたちの多くは、人生について頭の中でいろいろ想像してみるクセを持っている。今日やらなくてはならないこと、昨日してしまったこと、あるいは将来やらなくてはならないことを、心の中で何度も思い浮かべてみる。あれこれ忙しく考え、先を急ぎ、頭の中はやるべきことでいっぱいだ。それはすべて、予期せぬ出来事にうまく対応するための準備なのである。このクセのために、わたしたちは、分析的思考を心の健康を損なうような方法で用いてしまう。心が過去や未来に向いているため、今、この時をそのまま受け入れることができない。自発性や、適応力も損なわれる。なかには、次に何をすべきか、つねに分析的に考えていないと、無能で怠慢な人間になってしまうと信じている人々もいる。しかしこうした考え方こそ、あわただしい現代社会に蔓延《まんえん》するせっかちな感情の原因なのである。わたしたちに欠けているのは、自分は必要なときには停まってガソリンを補給し、電話料金の請求書の期限内に支払いを済ませ、メモはきちんとお得意様に送り届けられるのだ、という自信なのである。

実際、リラックスして「今」に目を向け、流動的思考の力を信じていれば、知恵が働きはじめ、必要なときに、必要なことを教えてくれるものだ。流動的思考を用いたからといって、無責任で怠慢な人間になったりはしない。むしろ、あせりがなくなって、なすべきことをよりうまくやりとげられるようになる。仕事も人生も、ずっと軽快にこなせるようになる。記憶力も、直観も、創造性も、より研ぎ澄まされる。あわてふためき、我先に進もうとするのではなく、落ち着いて、見るからにリラックスして過ごすことができるのである。

この流動的思考の力を信じることの効果は、時とともに高まっていく。迷わず分析的思考をやめられるようになれば、前向きで、自然な思考が入り込む隙間《すきま》が大きくなる。流動的思考は、家計の切り盛りから、仕事、子育て、社会的な責任を果たすことにいたるまで、日常生活のさまざまな場面で力を発揮する。流動的思考の力を信じれば、やがて、この思考法こそ、日常生活を最も自然に、楽しく、効果的に暮らすために役立つ方法であることがわかってくるはずだ。

ためしてみよう②……静かに考える

この次、何かを思い出せないとき——たとえば誰かの名前でも、出来事でも、歌詞でも、今何をしようとしていたんだっけ、でも構わない——答えがわからないことと、知性があるかないかとはまったく関係がない、ということを思い出してほしい。今は答えがわからないということを素直に受け入れ、やみくもに答えを求めようとしなければ、つまり、あまり気にしないでいると、答えは自然に湧き出すのだと信じよう。あなたは、ゆとりを持つことの効果を実感することができるだろうか。

4 問題を煮込み用の鍋《なべ》にかける

この問題はなかなかの難問だ。
すぐには答えは出ないだろう。
席を立って、コーヒーでも飲むのがよかろう。
戻ったときには、アイディアも浮かんでくるものだ。

エミール・ボルマー(発明家・機械技術者)

答えがひとりでにあらわれるのを待っても、その場では何も浮かんでこなかったり、思いついたものの、納得がいかないことがよくある。それではどうしたらいいのか？　流動的思考がうまく働かなかったということだろうか？　そんなことはない。こういうときにふさわしいのは、問題を煮込み用の鍋で煮込む方法だ。

心のシチュー鍋は、台所でシチューを煮込む鍋と同じ働きをする。鍋に野菜やスープを放り込んでコトコト煮詰めると、おいしいスープに仕上がる。あなたがしなければならいのは、鍋に材料を入れてかき混ぜ、煮えるまでそのまま放っておくことである。時々、あれこれちょっとしたものを加え、かき混ぜてやればそれでいい。鍋に材料を入れたら、時間をかけて煮込むのがコツだ。あまり早く煮えてしまうと、味がうまく混ざり合わないし、焦げついてしまうこともある。鍋をコンロにかけてしまったら、あとはほとんど構わなくてよい。煮える間に別の料理を作ることだってできるのだ。

それと同じように、心のシチュー鍋を使えば、問題もずっと簡単に解決できる。あなたがしなければならないのは、鍋に、問題と、考えられる解決法、問題の背景、それにいつまでに答えが必要かという期限を放り込むことである。あとはシチュー同様、コンロにかけて、あなたが鍋に入れたさまざまな考えがよく煮詰まるまで待てばいい。その間あなたは、自分の生活に集中することができる。

問題と決断を、シチュー鍋で煮込むことには、次の二つの利点がある。

①「今」に集中してゆっくり生きることができるようになり、目の前で起こっていることに心を傾け、人生を楽しむことができるようになる。

②すぐに答えの見つからない問題に関して、創造的で知的な思考を働かせることができ

るようになる。

たとえばこれは、ジョセフがある友人から最近聞いた話である。彼女は、今付き合っている男性との交際の今後について、分析的に考えすぎ、明らかに身動きがとれなくなっていた。

「これ以上彼に会ってもいいのかしら?」「これからも一緒にいる意味はあるの?」「両親は彼のことをどう思うだろう?」「わたしは、彼のこと、どう思ってるんだろう?」。彼女は次々と自問する。不安が湧き上がり、混乱し、圧迫感を感じ、イライラがつのった。自分の悩みにとらわれすぎたあまり、彼と会うのが楽しくなくなったのである。分析的思考が、彼女の邪魔をしているのはあきらかである。彼女のためになっていないことは間違いない。彼女は、自分でもどうしていいかわからなくなっていた。

彼女に必要なことは、その状況に一段落つけ、しばらくそのままにしておくことであった。自分の感情がはっきり見えてくるまで、シチュー鍋で煮込んでみることである。これまでの分析的思考をやめ、流動的思考の力を信じようと決めると、彼女の心に落ち着きが戻った。短い間に、自分の感情がはっきり見えるようになり、彼女は交際を続けることにした。この決断をしたときも、彼女はほとんどストレスを感じなかった。あせって無理に結論を出そうとするのではなく、答えがはっきり見えてくるまで待つことができるようになったのである。

シチュー鍋は、問題を拒否したり、先送りすることを体裁よくつくろうためのものではない。「問題はシチュー鍋で煮詰めよう。でも、けっして火を消してはだめだよ」。同僚の一人は、うまいことを言った。別の言葉で言えば、まず受け入れる心を持ち、問題の解決を望むことが大切である。それから、そのことについてのよけいな考えは頭からすべて追い出してしまうのだ。流動的思考の力を信じていれば、あなたの心は、やがて直観を感じるようになる。次に問題が心に浮かんだときは、解決策が少しはっきり見えてくるかもしれないが、まだ完全ではないだろう。そんなときは、もう一度火にかけ、すっかり煮えるまで、つまりすっかりわかるようになるまで、待てばいい。やがてあなたは、完璧な答えが出たことを感じとることができる。穏やかな感情が、わかったという感覚が、こみ上げてくるのである。あなたがしなければならないことは、ただ答えが出てくるのを待つだけなのだ。

ためしてみよう③……ゆっくりと、時間をかけて

こんど問題が起きたり、気がかりなことや、やりとげなければならないことがあるのに、どうしていいかわからなくなったら、その問題をシチュー鍋で煮込んでみよう。鍋の中には、問題の中身や、答えが必要な期日、その他何でも言いたいことを放り込もう。さあ、やってみよう。五分ごとに鍋をのぞいてみるようなことはしないように。鍋は、見張っている間はけっして煮えないことを、覚えておこう。答えが出てきたら、そのとき、あなたはどの思考法を使ったか、自分に問いかけてみること。シチュー鍋の思考法、そう流動的思考法だったはずだ。流動的思考の能力を磨けば磨くほど、あなたは、安心してその思考法を用いることができるようになる。

生き急がない

人は、自分で自分を追い立てるように生きてしまうが、自分を追い立てる方法は三つある。その三つを簡単に紹介し、それぞれにどのような落とし穴があるのか、説明しよう。

1　人生の問題を分析する

ありそうな結末を、まるで本当に起こっていることのように思い浮かべて想像し、先のことをいちいち分析してくよくよ考える。こうした考え方はすべて、あなたの心を、今、この時から遠ざけ、自分の考えに拘泥《こうでい》させる。分析的思考を不適切な場面で用いると、わたしたちは答えや決断を無理にひねり出そうとし、思考の車輪は空回りしてしまう。わからないことを素直に認めず、人生を先読みしようとするのは、思い上がりというものである。

もちろん、記憶に頼ったり、すでにある情報を繰り返し検討することによって、すぐに答えが見つかる場合もある。一章で述べたように、分析的思考を目のかたきにすることはない。判断材料がすべてそろっているときに必要に応じて用いれば、素晴らしい働きをしてくれるのだから。分析的思考法は、計画やスケジュールの設定、見積もり、記憶、データの呼び出し、といった作業にはうってつけなのだ。問題は、すべての判断材料がそろっているわけではないという事実を、わたしたちが認めようとしないときに生じる。そんなとき大切なのは、自分にはわからないということを素直に認めることだ。答えがわからないと謙虚に認めることによって、心の奥に眠る創造的知性を、自由に使うことができるようになるのである。

2　自分を責めるな

自分の考え方が、自分のためになっていないことに気づいたとき、わたしたちのとりうる道は二つある。

自分の考えにとらわれていることに気づいたことを、喜んで（そして騒ぎたてずに）受け入れる。もう一つは、自分の愚かさを叱咤《しった》する。思考という車の運転中に居眠りをしたことについて、自分を責めてしまうと、わたしたちはますます意気消沈し、記憶や分析的思考に、それまで以上に没頭してしまう。自分を責めても、事態は悪くなるばかりである。

ジョセフは、「心の心理学」の理念を学びはじめたばかりの頃、自分がどれほど進歩したかを見極めたがる悪癖に陥った。しょっちゅう調べては、まだ自分の考えにとらわれていることを発見して、たびたび落ち込んだ。まるで、自分は完璧《かんぺき》でなくてはならないと思っているように。自分の進歩を喜ぶのではなく、完璧でないことに欲求不満を感じていたのである。

分析的思考から抜け出せなくなるかどうかは、あなたがそれにどう対応するかにかかっている。自分が思考にとらわれていることに気づいたら、軽い気持ちで、同情を持って自分にこう話しかけよう。「おっと、また考えすぎてるぞ」。そんなとき、あなたはいつでも、前向きな考え方から少し離れてしまっただけなのだ。大切なことは、何回進路をはずれるかではなく、いかに軽やかに進路に戻れるかなのだ。自分を受け入れることこそ、ゆとりを持ち、「今」に目を向けて生きることにつながるのである。

3　過去にとらわれるな

過去を思い返すことにあまりにも多くの時間を費やしているようなら、わたしたちは明らかに、「今」に集中して生きているとはいえない。後悔したり、罪悪感を感じたり、恥ずかしがったり、怒ったりして時間を過ごしているなら、今、この時を生き生きと感じることはできない。人生には、後悔したり、罪の意識を感じたり、他人に対してあんなことをしてほしくなかったと思うこともある。しかしそれをくよくよ考えて時間を費やしても、同じ間違いを繰り返したり、過去の失敗のときと同じ辛《つら》さを味わう可能性を高めるだけだ。

職業柄著者は、罪のない多くの人々が、過去にとらわれる落とし穴にはまり、そこから抜け出せなくなったのを見てきた。これはつまり、過去から抜け出すことができないということで、ときには精神障害や麻薬中毒を引き起こすこともある。たしかに、過去の失敗から学ぶものは多いし、自分の行動の責任は自分でとるべきであることも事実である。けれど、過去に目を奪われてしまっては元も子もないのだ。人生の大半の時間を流動的思考で過ごすことによって、わたしたちは先へ進むことができる。今、この時に集中して生きることができるようになる。一瞬一瞬を、新たな活力と直観で満たして生きることができるのだ。

まとめ

分析、自己批判、過去にとらわれること――今、この時に集中して生きることを阻むこれらの落とし穴は、わたしたちがしばしば陥りやすい悪癖である。こうしたクセは、ごく普通の日常生活の一部になっているため、たいていの場合、それが及ぼす大きな被害にわたしたちは気づかない。これは、毎日微量の毒を盛られているようなものである。わたしたちをしだいに弱らせ、最後には死にいたらしめるに十分な量だが、死因を特定されるほどの量ではない。

しかしまたこれらの落とし穴は精神的な劇薬だともいえる。たとえば、突然こみ上げる不安の発作なら、わたしたちはすぐに、自分は心配しすぎ、物事を分析的に考えすぎていることに気づくことができる。しかしこちらはもっととらえがたい。ただ非常に有害で、わたしたちを心の健康から遠ざけ、今、この時に集中して生きることを妨げる。

受け入れる心を持って人の話に耳を傾け、わからないことを素直に認め、流動的思考の力を信じ、問題をシチュー鍋《なべ》で煮込むことによって、わたしたちはより多くの時間を「今」に目を向けて生きられるようになる。その時々に集中すれば、信じがたいほどの速さで進んでいく現代社会のペースに巻き込まれることなく、知恵を働かせながらゆっくり生きられるようになるのである。

第四章　ストレスと心の健康の関係

「今」に目を向けてゆっくりと生きてみると、それまであれこれ考えるのに忙しすぎるあまり見えなかった、人生のさまざまな面が見えてくる。心の奥底に隠れていた晴れやかで楽しい感情に気づくことができるようになる。くるくると変わりやすいわたしたちの思考の根底には、高邁《こうまい》で、穏やかなもの、つまり心の健康が存在している。わたしたちが競って先を考えようとせず、あるいは古い考えにしがみつきもしなければ、穏やかな感情を実感することができるのである。

しかし人生には、穏やかで愛情溢《あふ》れる心境など遠い夢のように思われ、実現不可能だとさえ思えることが多々ある。そんなとき、人生はストレスに満ち、先へ先へと考えていくことが唯一の解決策であるかのように思われる。

じつはストレスは、環境や周囲の人たちから与えられるものではない。むしろその逆で、自分の考えがストレスを生んでいることに気づかないことによって、わたしたちが無意識のうちにつくり出したものなのである。たしかに、人生の試練としてストレスを引き起こす状況が与えられることもある。病気、期限付きの仕事、満員電車、経済的な問題。これらはみんなそうである。ここで言いたいのは、ストレスそのものも、ストレスをどのように感じるかも、わたしたちが人生をどのように見るかによって変わってくるということなのだ。そして人生に対する見方は、その時々のわたしたちの考え方次第で変化する。つまり、自分がどのような考え方をしているかを自覚して、前向きに考えることを心がければ、ストレスにどう対処すればよいのかもわかってくるものなのだ。そして、ときにあわただしすぎるこの人生において、どうすればストレスを避けられるのかもわかってくる。

そこでまず、あなたは、次に挙げるストレスを減らすための七つの基本を理解しなくてはいけない。

1　心の平静を保とう

人生で、わたしたちが体験することは、すべて、変化という流れのなかにある。業績も、人生最高の瞬間も、問題も、困難も、すべて訪れては去っていくものである。そして思考にも同じことがいえる。心に浮かんだどのような思考にも始めがあって、途中があり、そして終わりがある。しかしただ一つ、わたしたちの内にはいつも実感できるわけではないが、一生存在しつづける能力がある。心の健康である。わたしたちがさまざまな経験をし、考え方が次々と変わっても、心の健康はつねに存在しつづけるのだ。

誰の人生にもストレスはつきものだが、ストレスの感じ方は人によって大きく違う。なぜなら、ストレスの感じ方はその時々のわたしたちの考え方に左右されるからである。ある人には激しいストレスを感じさせることが、別の誰かにとっては胸躍る冒険となる。違いは二人の考え方だけである。人の外部にあって、ストレスだと受け止められるものはすべて、ストレッサー（ストレスを引き起こす刺激）である。わたしたちの同僚のジョージ・プランスキー博士は、あるときTシャツを一枚二〇〇ドルで売ったことをおもしろおかしく話してくれた。「ストレスを一切シャットアウトするTシャツ。ただし、着ている人の考え方が原因のストレスは除く。効き目がなかったら、代金はそっくりお返しします」。これが彼のうたい文句だった。彼には、代金を返すようなことにはならないという自信があった。わたしたちが感じるストレスはすべて、思考が生み出したものである。だから、ストレスを避けられないはずはないのである。

希望は、わたしたちの心に強い影響を与える。落ち着いた気分になれると信じていれば、たとえ今はそんな気分ではなくても、いつの日か「今」に目を向けて前向きな心で生きられるときのために、心の扉を開いておくことができるのだ。

2 すべて手に入るとは限らない

多くの人が考える幸福と、いつまでも持続する本当の満足感は違うということを、理解する必要がある。

幸福とは自分の望むものを手に入れることである、と多くの人は考えている。しかしこの種の幸福感は、表面的で長続きしない。望むものが手に入れば大喜びし、手に入らなければ意気消沈する。一生、一番欲しいものを必死に追い求めて、自分がいやだと思うものからは、死にものぐるいで逃げ出す。人生はさながら、自分相手のピンポンゲームである。望むものを追いかけ、恐れるものからは逃げ去る。攻めては後ろへ引き、横へ飛び出す。どう動いても、何かを追い求めていることに変わりはない。

元来思いどおりになるはずのないものを、思いどおりにしようとしても、幸福は得られないということを、多くの人はある程度わかっている。わかっていても幸福を求めてしまう。わたしたちの頭の中は、どうしたら幸せになれるかという思いつきや計画でいっぱいだ。夫や妻の態度が変わりさえすれば、自分は幸せになれるはずだ、と信じ込んでいる。支払いを済ますことができれば、あるいは収入がもっと増えれば幸せがやってくると考えている。子どもがもっとよい成績をとってくれれば、裏庭の雑草がこんなに速く伸びなければ、あるいは時間がありさえすれば。望みはどんどん広がっていく。そして、一つの望みがかなえば、別の望みを持ち出し、この望みさえ実現すれば、待ち望んでいた心の平和が訪れるのだと考えるのである。人はそれぞれ、幸福を感じるための条件を書き連ねたリストを持っている。

この望みのリストと、ストレスの感じ方は密接に関連している。手に入れることのできないものを求めれば求めるほど、あるいは望まないものを持っていればいるほど、ストレスの感じ方は大きくなる。たとえばあなたが、今の二倍の収入があれば安心して暮らせるのにと考えていたとしたら、望みと現実のあまりの違いにストレスを感じてしまう。あるいはまた、やるべきことをすべて片づけられないのは、時間が足りないからだと考え、それがストレスになる場合もあるだろう。「時間さえあれば、こんなにストレスを感じずにすむのに」と考える。自分にはいかに時間がないかを考えれば考えるほど、一生、ストレスから解放されないような気がしてくるのだ。

これらの例をはじめとする多くの場合、典型的にみられるのは、望むものを手に入れさえすれば問題は解決し、幸福になれると頑《かたく》なに信じ込む態度である。たとえば、あなたが昇給を望んでいるとしよう。昇給が実現しなかったとき、あなたはがっかりしてしまう。あるいはまた、遅れている仕事を片づけようと、遅くまで会社で残業しているとする。しかし結果は、遅れを取り戻すのは不可能に近いとわかっただけだ。やるべき仕事はいつでも、持っている時間をすべてつぎ込んでも足りないほど多いのである。また、初めて出会った人に対して、「彼（彼女）こそ探し求めていた人だ」と直観を感じることもあるだろう。ところが何かの機会に、「彼（彼女）もやっぱりただの人間だったんだ」と感じてがっかりしてしまうこともある。あなたは、自分が幸福になるための条件をつくり上げ、うまくいかなかったときには、その条件を自分を苦しめるために使っているのである。

悲しいことに、あなたの望みがかなったとしても、心の平和を感じていられるのはほんのつかの間である。あなたの心は、最初に条件をつくり上げたときと同じ働きをまたすぐ繰り返す。苦労して収入を増やしたとしても、即座にそれを使ってしまう方法を考え出す。そしてすぐに、より多くの収入を求めるようになる。あるいはまた、すでに長すぎる勤務時間のそのうえに、まだ二時間の残業を付け加える。そして、それだけやってもまだ予定どおりの仕事ができないことに気がつく。あなたはただ、残業時間の分だけ、新しく仕事を増やしただけのことなのである。また、出会った人が、本当に「探し求めていた人」であったとしよう。あなたはやがて、その人が、いつか自分をがっかりさせるのではないかと、そればかり気にするようになる。

わたしたちは、いかに自分の考えに惑わされやすいものであるか、それがわかっていない限り、つねに今とは違う人生を望み続け、前向きな心をどこかへ押しやってしまうことになるのだ。

ストレスを減らすためには、望むものを手に入れても幸福にはなれないのだと、理解する必要がある。幸福に生きるための近道は、穏やかな考え方を身につけることなのだ。望むものを手に入れるか入れないかは、問題ではないのだ。

3　要領よく問題に対処する

ストレスへの対処の仕方には二つある。まず、よく見受けられるのが、ストレスの原因だと思われることに真っ向から立ち向かう方法である。たとえば、結婚生活にそれほど意義を感じられないとしたら、あなたはどうすればよいか考え、意義あるものにするための努力をするだろう。結婚相談所を訪れ、結婚生活のトラブルについて書かれた本を読み、夫婦の不仲をテーマにした講演を聞きに出かける。妻との関係を分析し、なんとか答えを見つけようとする。満足できる答えを求めて、問題をつきつめていく。たとえばあなたは、こう考えるかもしれない。「妻がわたしの話をもっとよく聞いてくれたら、気分よく暮らせるんだが」とか、「わたしが何を望んでいるかなんて、彼には本当はどうでもいいことなんだ」というふうに。そしてこんな結論に達するかもしれない。「あいつは結局、俺《おれ》を愛してなんかいなかったんだ」とか、「もう離婚するしかないわ」とか。こんなとき、あなたは分析的思考に陥り、先へ先へと物事を考えている。「今」に目を向けることができなくなっているのだ。

この、ストレスに真っ向から立ち向かう方法の問題点は、そのことによってわたしたちがストレスを強く意識し、ストレスをより大きくしてしまうことである。本を読み、カウンセラーと話をするたびに、自分はストレスだらけの環境にいるのだという思い込みが激しくなる。それはわたしたちが、ストレスは外部から押しつけられるものだという前提に立って考えているからである。

わたしたちの心は、考えることによってかえって「今」から離れていってしまう。それはわたしたちが、やがて問題が解決されるはずの将来に目を向け、あるいは過去に目をそらして、ストレスの原因だと思われることを思い起こしてばかりいるからである。

ストレスは実際どこから生じるのか——わたしたちの思考からである——ということを理解していなければ、わたしたちは、いわゆるストレスの原因を外部に求め、まわりを変えることによってストレスに対処しようとする。そして、もしまわりの状況を変えることができなければ、それをストレスまみれの人生を生きていることの言い訳に使う。たとえ状況を変えられたとしても、まわりが変われば幸せになれるのだという、間違った思い込みを持つことになる。そして、その次に何か気に入らないことが起きたとき、わたしたちはまた、状況を変えようとする。どこまで行っても同じことの繰り返し——悪循環である。

ストレスを効果的に解決するには、とにかく、隠れた原因に目を向けることが必要である。問題の細部にとらわれていてはいけない。遠い将来や過去にではなく、わたしたちの心を「今」に引き戻し、前向きな心を持つことが先決なのだ。

4 ストレスは思考から生まれる

ストレスは、外からくるものではなく、わたしたちの思考が生み出すものである。裏返せば、何にストレスを感じ、何にストレスを感じないかを決めているのは、わたしたち自身なのだ。身のまわりに起こる出来事それ自体は、ストレスを与えたりはしない。わたしたちが、その出来事のどこかに、ストレスを見出しているのである。たとえば、バンジー・ジャンプをスリル満点の遊びだと思う人がいる一方、他の人々にとっては神経衰弱を引き起こすもとになる。株式への投資を、賢い資金の運用法だと思う人もいれば、愚か者のやることだと思う人もいる。同等の能力を持つプロのカウンセラーでも、自殺ホットラインの仕事に誇りを持って取り組める人と、非常に心労を感じてしまう人がいる。

第二章で述べたように、あなたが自分の考えにのめり込んでいるとき、問題なのは、とらわれている事柄の細かい内容より、むしろあなたの考え方である。これはどのような場合にもあてはまる真実であるが、ストレスに関してはとくにそうである。わたしたちの多くは、自分の考えにのめり込む名人であるが、何かストレスを感じているときにはとくにそうなりやすい。たとえばあなたは、週末に来客があるとなると、なんとしてもそれまでに家をきれいにしておかなくてはと思うだろう。片づかないとよけい気分を滅入《めい》らせるようなことをあれこれ考えはじめる。「どうしてちっとも片づかないんだろう」とか、「お客様にどう思われるだろう」といった考えで、頭がいっぱいになる。自分の心で起こっていることに気づかなければ、こうした考えはどんどん膨れ上がり、あなたはどうにも身動きできなくなる。

けれどほんのすこし身を引いて、ゆとりを持ってまわりを見てみれば、自分が小さいことにとらわれていたことがわかる。あなたは、「今」をそのまま受け入れず、まわりを変えようと必死に奮闘していたのだ。家さえ片づけば幸せな気分になれるのだとささやきつづける自分の心に惑わされていたのだ。

「だって本当に全然片づいていないんだから」とあなたは言うだろう。そしてそのとおりかもしれない。しかし、落ち着いて考えてみれば、自分がどうすればよいのかわかるはずなのだ。二章で紹介した、リチャードの例を思い出してほしい。大切な会議のために、娘をどうしても時間どおりに学校に送り届けなくてはならなかった、という話だ。あの例でも、最善の解決策は、あわてずその場のことだけを考え、思考が暴走するのを止めることだった。今度の問題も、リチャードの場合と同じように考えればよい。もっと落ち着いて状況を眺めてみるのだ。すると、そこそこ片づいていることに気づくことができる。いや、もっとよく見てみれば、十分お客様を呼べる状態なのである。掃除するかしないかは、どちらでもよい。自分がどれほどひどい状況に置かれているかを嘆いてみせ、次々と仕事を見つけてはかけずり回るのではなく、あなたの心が「今」に向けられてさえいれば、その場にふさわしい、効果的な行動をとることができるのである。目の前の仕事を片づけ、一日を前向きに過ごせるのだ。

前向きな感情を持ちつづける

数年前、著者は忙しさとどう付き合うかといった内容の講演を聞きに出かけた。非常に参考になる話があったので、ここで紹介したいと思う。

講演が終わり、質疑応答の時間になったとき、憔悴《しょうすい》した様子の、どこか落ち着かない態度の男性が、講師のスケジュールについて質問した。「ほお、お忙しいですねえ。この二ヵ月で五〇以上の都市を講演してまわっていらっしゃるわけですか。一日、一都市というわけですね。国中を飛びまわっていらっしゃるんだ。一体どうしてそんなことできるんです？　お疲れになりませんか？　わたしだったら頭がどうにかなっちゃいますよ」。質問者はすでに、自制心を失いかけているような声を出していた。本人の言うとおり、講師と同じスケジュールを与えられたら頭がおかしくなってしまうだろうと思われた。すべての聴衆に安心感を与えるような温もりのある声で、講師は穏やかに説明した。

「わたしはただ、一度に一つのことしかしない、と決めているだけです。スケジュール表を眺めて、明日はニューヨーク、明後日はクレーバーランドと、先のことばかり考えるのはやめて、ただ目の前のことだけやるようにしています。朝起きたら朝食を済ませ、講演をし、タクシーに乗り込み、空港に着く、というように。一つ片づけたら、その次。それが終わったら、その次、という具合です」

この講師の話は、「今」に目を向けて生きるとはどういうことであるか、そして、そうすればうまくやれる自信が湧《わ》いてきて、本当に落ち着いた心で生きられることを、独自の言葉で説明したものである。人生は目の前にある今、この時の積み重ねにすぎず、一つ一つこなしていけばいいのだということを、彼は言葉だけでなく、その落ち着いた態度によって人々に示したのだ。スケジュールが緊急事態に見えてくるのは、細かい点ばかりに目が向いているからだ。スケジュールを細かく分析し、今日はあといくつ会議が入っているとか、今夜は何時間しか眠れないというふうに計算してしまうからなのだ。ただ仕事をこなすのではなく、自分が何をしているのかいちいち考えていると、スケジュールはより切迫感のあるものに見えてくる。

ある考えにとらわれているとき、それがどういう考えであるかは問題ではない、とわたしたちは学んだ。ストレスについても同じことがいえる。ところが大部分の人々は、その考えの中身が問題なのだと考え、そう主張している。実際には、あなたの抱えている問題が、びっしりつまったスケジュールであっても、自己破産であっても、離婚であっても、あるいは隣家の塀が高すぎるといった些細《ささい》なことであっても、ストレスの成り立ち方は同じである。自分が望まないことや、こんなふうではいけないと思うことに心を向けている限り、あなたは、考え方がそのまま感じ方になり、それがストレスにつながるストレスの連鎖を体験することになるのだ。

先の例の講師が、殺人的なスケジュールのことで一日中やきもきし、講演の聴衆や友人相手に愚痴をこぼしていたとしたらどうなっただろう？　心の平静のお手本になどなれるはずもなく、落ち着きを失い、神経衰弱に陥ってしまったことだろう――。

程度の差はあれ、わたしたちは誰でも一日に何度も神経衰弱にかかっている。自分の考えにとらわれだした瞬間から、わたしたちはストレスの土台づくりにとりかかっていることになる。あとは、考えれば考えるほどストレスが大きくなるだけだ。ストレスの原因を取り除こうとするのではなく、ストレスの成り立ちを理解すれば、あなたは落ち着いた、穏やかな人生に向かって歩き出せる。ストレスはあなたの思考から生まれたものであり、それ以外のどこにも存在しないのだから。

ストレスはコントロールできる。そう考え直せば、たとえ楽観視できない事態に陥ったとしても、前向きな感情を持ちつづけることができるのである。

ためしてみよう④……もしも、を考える

先ほどの講師のように、目の前のことだけに集中して生きてみれば、人生はどう変わるだろう、と想像してみよう。

あなたには今、やるべきことがいっぱいあると考えてみよう。仕事に出かける前に子どもに身支度させ、掃除もしてしまいたい。支払いを済ませ、マンションの管理人に修繕を頼んでおかなくてはならない。仕事から帰ったら、子どものサッカーの練習に付き合うことになっている。友達に頼まれた用事もあるし、留守中にかかってきた電話に、返事の電話をかけなくてはならない。

さて、これでうんざりしてはいけない。やるべきことがいくつあるかは気にせず、一度に一つずつ仕事を片づけていけば、山積みされた仕事もなんだか違って見えてはこないだろうか？　想像してみてほしい。次に何をするかは考えず、ただ出かける支度をしたらどうだろう？　毎日同じことの繰り返しだなどと思わず、子どもに身支度をさせればどうだろう？　分析的に考えるクセのせいでイライラするのはやめよう。一度に一つずつ、順番に仕事を片づけていけばよいのだ。

このような態度でスケジュールをこなしていけば、日常のありふれた仕事を想像以上に楽しむことができる。スケジュールを思い浮かべて、うんざりしてしまうことも少なくなる。

5　いつまでも考え込まない

ただの思いつきが、それだけで私たちを意気消沈させ、ストレスを引き起こすことはめったにない。気をつけなくてはいけないのは、放っておくと、こうした罪のない個々の考えがいつのまにか増殖して、大げさに考え込むクセに陥ってしまうことである。

水や太陽が庭の草花を大きく育てるように、思考もストレスを大きく育てる。一つの考えについてくよくよ考え込んでいると、その悩みの種は、わたしたちの心の中で、どんどん成長していく。そして、いつのまにか、自分の不満は当然のことであり、事実だと思い込むようになるのだ。ちょっとした不快感でも、大げさに考えすぎるとストレスを生む大きな要因となってしまう。これこそ、あまりにも多くの人々が、ちょっとしたことで悩んでしまう理由である。些細なことにとらわれるクセは、ときに非常に有害な結果を引き起こすものなのだ。

すべては思考から始まる。「ケイったら、あんなことを言わなくてもいいのに」。さて、こういう考えが浮かんだとき、あなたがとりうる道は二つある。ちょっとした思いつきだと考えて気にかけないか、この考えを重視し、大ごとにするかである。さっさと忘れてしまえば、次のことを考えることができる。今、ケイの言葉をそれほど気にする必要があるのか、またこれからもずっとケイと付き合っていく意味があるのかどうか。あるいは、この件については、気にしていないふりをしたほうがうまくいくのか、といったことを、冷静に判断することができる。これはただの考えなんだ、と理解することによって、あなたは「今」に目を向け、問題を一度に一つずつ片づけながら進んでいくことができる。心を落ち着かせることができれば、知恵を働かせることによって、必要なときに、自分がどんな行動をとればよいかがわかるようになる。

しかし、ふとした思いつきを重視すると、それはどんどん大きくなり、その結果あなたはストレスを感じるようになる。「ケイったら、あんなこと言わなくてもいいのに……そういえばあの子、声がいやらしいのよね……ねちねち攻撃してくるタイプだし」。あなたは、ケイのイライラするところを次々とあげつらい、昔ケイがやった、友達がいのない仕打ちのことをあれこれ思い出す。次から次へ、考え出したら止まらない。いったんはずみがついてしまうと、収拾のつけようがなくなるのである。

こうして大げさに考え込むクセにすっかりはまり込んでしまうと、あなたは怒りとストレスですっかり参ってしまう。「今」に集中することなどできず、ケイの昔の行状を掘り返し、将来ケイがやるだろう、友情を裏切る行為を想像してしまう。

こうした心の動きは単純で、奇妙にも感じられるが、しばしば見受けられることである。用を足したあと便座を上げておかないとか、下げておかないとかいったことが原因で、離婚沙汰《ざた》になるという話を聞いたことがあるだろう。もちろん本当のところは、便座云々《うんぬん》は結婚の破綻《はたん》とは何の関わりもない。わたしたちの苦痛の原因をつくるのは、わたしたちの状況を分析するクセなのである。たとえば、「こんな簡単なことがどうしてあの人にはできないのかしら」と考えたとする。すると矢継ぎ早に、いろいろな考えが浮かんでくる。「あの人にはイライラさせられてばっかり」とか「なんでこんなに我慢しなくちゃならないの」とか「あれはきっとわざとやってるんだ」という具合に。自分をあおり立て、先走って考え、結局「今」を見失っているのである。

こうした思考パターンは、当たり前のように繰り返され、大部分の人は、自分がそんなふうに考えていることにも気づいていない。考えが止まらなくなってしまう前に、そのことに気づいていれば、わたしたちはもっと別の考え方ができたはずだ。「ただの考えだ、あわてて騒ぐことじゃない」と考えてそのことは忘れ、前向きに生きられるようになるのだ。

6 小さなことに、くよくよするな

小さなことにとらわれはじめると、ますますそのことに目が向くようになり、ストレスの感じ方も強くなることが多い。気分が優れないときに、「あの隣人はどうも気に入らない」という考えが浮かんだとする。あなたはその考えを気にもとめず、気分が良くなるまで棚上げにしておくこともできる。あるいは、もっとつきつめて考えることもできる。なぜその隣人が気に入らないのかを考え、その隣人のことでいやな思いをしたことをすべて思い出し、ほかのご近所の人とはずっと気持ちよく付き合えるのに、と考えたりする。

よくあることだが、この場合も、あなたの考えた小さなことは雪だるま式に大きくなり、ストレスも大きくなるばかりなのだ。細かいことにこだわればこだわるほど、あなたは先のことばかり考えるようになり、気分は落ち込む一方である。どういう状況であっても、分析的思考でそれに対処しようとすると、わたしたちは不幸へ向かって急降下することになるのだ。

この場合、より望ましい解決策は、もちろん自分の思考に気づくことである。そうすれば、頭の中もすっきり片づき、あなたは流動的に考えることができるようになる。隣人に対する思いはすべて、そっと解き放してやればよい。必要なら、あとでいつでも、そこへ戻ることができるのだから。

ストレスを感じる理由を探ろうとし、自分が何に、どう悩んでいるのかをこと細かく分析しようとすると、わたしたちはげんなりしてしまい、よけいにストレスを感じるようになる。つまり、考え方次第で、ただのストレスを大変な危機に変えてしまうことがあるのだ。次にその一例を挙げよう。

スーパーマーケットの外で、腹をたてた一人の客が、あなたに向かって車をどけろと叫んでいるところを想像してほしい。その晩、あなたは夫にその出来事を話した。その客がどんな声で怒鳴ったか、どんな表情だったか、言われてどれほど腹がたったか、といったことを、こと細かに話しはじめた。話しているうちに、あなたの胸には駐車場で味わった怒りがまたよみがえってきた。しかもずっと激しさを増して。あなたは今、こうして夫と良質のワインの入ったグラスを傾けているというのに、すでに終わったはずの出来事を蒸し返して、二人の夜を台なしにしているのである。じつは、今や問題なのはあなたの考えなのだ。しかし、考えを中断するのは難しい。あなたはもうすっかりその問題にのめり込んでしまっていて、是が非でも問題を追求し、話し合わなければならないと思っているからである。

本当のことをいえば、あなたに向かって叫んだ人と、あなたが今感じている憤りは、何の関係もない。その客が不当な非難をあなたにあびせかけたのは事実だが、それはほんの一秒か二秒の出来事だ。何時間もたった今もあなたの心にそのときの感情が生きているのは、あなたの考えのせいなのである。相手の態度や表情に対するあなたの受け止め方に、あんなことをするとは一体どういう人なのだろうとか、わたしのどこが気に入らなかったのだろうといった、さまざまな憶測が合わさって、ストレスという不愉快な気分を生み出している。もしそんなことを考えなければ、あなたはその時間を心から楽しんでいるはずだ。いつまでも被害者意識を抱きつづけるのではなく、夫との時間を楽しむことができたはずなのだ。

おもしろいことに、「今」に目を向けていれば駐車場の一件が心をよぎることがないかといえば、そうではない。たぶん心をよぎるだろう。違っているところは、あなたの注意が今、この時に向けられていれば、たとえいろいろな考えが浮かんできても、すぐにとびついたりはしないということである。あなたは自分にこう話しかける。「ほら、またつまらないことを考えてる」。自分の考えにすぐに反応するのではなく、それがどんな考えか確認し、それを考え出したのが自分であることを思い出すことによって、あなたは、落ち着いた心と広い視野を失わずにいられるのだ。

思考は、重大に受け止めさえしなければ、あなたを傷つけたりはしない。思考は生き物ではない。思考は、思考にすぎない。思考をどのように理解し、思考からどんな影響を受けるかは、わたしたちの、自分の考え方に気づく力次第なのである。

ためしてみよう⑤……忘れないで

次々と湧き上がる考えを手がつけられなくなるまで放っておいたりせず、ちょっと気にとめるだけで、あとは忘れてしまうようにしたら、あなたの人生はどれほど違ったものになるだろう。追い立てられるような感じが消え失せ、落ち着きが戻ってくるだろう。思考は、思考にすぎないということを忘れないように。思考は、あなたの承諾なしには、あなたを傷つけたり、脅かしたり、くじけさせたりできないのだ。

7　ストレスに耐えるな、戦うな

ストレスを解消する一番の方法は、ストレスに無理に耐えようとせず、大きな問題になる前に、ストレスを生み出している自分の考え方に気づくことである。しかし多くの人は、それとは反対のことを教えられてきた。ストレスに耐える心を養えば、より多くのストレスを乗り越えることができるようになる。それこそ強さの証《あかし》だ。わたしたちはそう信じ込まされてきたのである。ところが実際には次のような公式が成り立つ。あなたはいつでも、自分に耐えられるだけのストレスにさらされることになる。ということは、もしあなたに多くのストレスに耐える力があったとしたら、どうなるだろう？　あなたは山ほどのストレスを抱え込みつづけることになるのだ。

ストレスは、わたしたちがその場にふさわしくない考え方をしていることを警告するサインである。わたしたちは、ストレスというサインによって目を覚まされ、そして自分の考え方を変えることができるのだ。ストレスはいわば、車についている警告灯のような働きをする。警告灯がつけば、エンジンが熱くなりすぎているという合図である。これがなければエンジンに、つまり心の健康に損傷を与えてしまう。

ストレスに耐える力について考えるとき、その力を1から10までのレベルであらわすとわかりやすい。レベル10が、ストレスに最も強い場合である。レベル10の人は、自分にストレスがあるとは夢にも思っていない。心臓病や脳卒中、その他生命に関わるような重病にかかって初めて、自分が非常に強いストレスにさらされていたことを知る。この人がもし、ストレスに対してもっと強くなってやろうと、自分の本当の感情から目をそむけていれば、最後には文字どおり死が待っていることだろう。

レベル7に位置する人は、もう少し早めに、つまり心臓麻痺《まひ》には至らないが、それでもストレスをたっぷりあびてからそのことに気づく。家庭を顧みない夫に愛想をつかして妻が家を出てしまってから、あるいはある朝目を覚ましたらアルコール依存症回復センターにいた、という事態になって、初めて自分が手に余るほどのストレスを感じていたことに気づくのである。

このレベルの1に近づくほど、ストレスのサインに気づくのが早くなる。レベル3の人は、職場の誰かや、夫と口論をしている間にも、ストレスに気づくことができる。レベル2の人なら、その日誰かに言われたことについてあれこれ考えはじめた時点で、ストレスの芽に気づいてしまうだろう。大切なのは、ストレスが手のつけようもないほど大きくなる前に、それを生み出す自分の考え方に気づくことなのである。そうすることによって、あなたが望む変化が訪れる。もしも、ストレスだらけだとわかったら、三章で説明したように、心を今に向けなおしてやればよいのだ。

「今」に目を向けて生きるためには、ただ自分の考えに気づき、自覚する、それだけでいい。そうすれば、より穏やかで、落ち着いた考え方、つまり流動的思考ができるようになる。

本章では、ストレスを減らすために守るべき、七つの基本について考えてきた。以下に簡単にまとめてみよう。

(1)どんなときでも心の平静を保ち、前向きに生きることはできる。ストレスを感じているときも、人生はいつも手に負えないことばかりだと思えるときにも、自分には心穏やかに、気持ちよく暮らす力があるのだと信じることが大切だ。心の健康を取り戻せば心の平静は得られる。たとえ一瞬でも自分の考え方に気づくことができれば、心を落ち着かせることができる。

(2)望むものを手に入れても幸福にはなれないと知ること。誰もが手に入れられないものを欲しがるものだ。望むものを手に入れさえすればすべてはうまくいく、と信じる人は多い。けれどももしそれが本当なら、わたしたちはすでに幸福感に酔いしれているはずだ。多くの望みがかなってもなお、わたしたちは何かを求めてあがいている。大切なことは、望むものを手に入れることは素晴らしいことだが、それで幸福になれるとは限らないと認めることである。前向きな心を持ちつづけることこそ、このあわただしい世の中を幸福に生きるための、いつでも通用する方法なのである。

(3)要領よく問題に対処すること。問題に真っ向から取り組んでも、解決することはめったにない。それどころか、精神的に疲れてストレスが生まれ、知恵の働きも鈍くなる。先走って考えるようになり、ストレスは外部からふりかかるものだという誤った思い込みを持つことにもなる。流動的に考えることによって、問題にうまく対処することができるようになるのである。

(4)ストレスは自分の思考から生まれるのだと知ること。自分の考えにとらわれていてはいけない。何度も言ってきたように、どのような考えであろうと、あなたが何らかの考えにとらわれているということ自体が、あなたのストレスの原因なのである。それに気づけば、ストレスの原因となる考えを捨て去り、前向きに生きられるようになる。

(5)ふと思いついたことについて大げさに考え込まないこと。ただ一つの考えが、あなたを傷つけたり、ストレスを生んだりはしない。ストレスは、その考えが胸にこたえたとき、つまり真剣に受け止めすぎたときに生じる。先走りした、ストレスを引き起こす考え方をやめにして、大げさに考え込まないように気をつけるだけで、ストレスはずいぶん減るはずだ。

(6)些細《ささい》なことにとらわれないこと。細かいことにとらわれることは、ストレスのもとだということを覚えておこう。なぜストレスを感じるのか、その理由について細かく分析するのはよそう。むしろストレスは、心の健康を見失っていることを知らせるサインだと考えるのだ。もし心の健康を見失っていることに気づいたら、まだ大丈夫、と自分に言い聞かせよう。誰でもしょっちゅう見失うものなのだ。そんなときは、ごくあっさりと、たとえばこう言ってみる。「しまった、またやっちゃった」。小さなことを気にして、事態を悪化させてはいけない。

(7)ストレスに耐えようとしてはいけない。ストレスが大きくなる前に、ストレスを引き起こしている自分の考え方に気づくことが大切だ。そうすることによってあなたは考え方を変え、「今」に目を向けられるようになる。自分の思考法に気づくのが遅れるほど、軌道修正は難しくなる。あなたは、一日を台なしにしてしまう前に、ストレスのサインに気づけるだろうか？　気づくのが遅すぎて手遅れになったら？　それはそれで構わない！　三章の『心を「今」に向ける』方法を読み返してみてほしい。

まとめ

すべてのストレスは、たった一つの思考から始まる。ストレスは思考にすぎない。ストレスをつくり出す最初の思考をどのように扱うかによって、ストレスがますます大きくなり、ついにはあなたを打ちのめしてしまうか、あるいはそうならないかが決まる。早いうちに、つまり自分の思考にのめり込んでしまう前に、自分の考え方に気づくことができれば、「今」に目を向けなおすことができるのである。

ストレスに耐える力がある人ほど、ストレスを引き起こす考えで頭がいっぱいになっているのに気づくのが遅くなり、前向きな心を持ちにくくなる。冷静さを保ち、知恵を働かせて落ち着いて行動することが難しくなる。何もかもまわりのせいだと考え、いかに自分には時間がないか、他人とはいかに扱いにくいものであるかといった言い訳を考え出して、自分を正当化するようになってしまう。ストレスに強い人々は、自分の頭が収拾がつかなくなるような考えでいっぱいになっていることを警告する感情のサインに、注意を払おうとしないのだ。

もしあなたがストレスに耐えることをやめ、心が「今」から離れてしまう前に、自分の感情に気づくことができたなら、あなたは考え方を変えることができる。すると知らぬ間に、ストレスも減っていくのである。

何が悪かったかとか、誰が悪いとか、小さなことばかり気にしていると、先走りしすぎて前向きに生きることができなくなってしまう。何もかもが緊急事態に見えてきて、バランスのとれた見方ができなくなる。しかし、早いうちにストレスを引き起こす思考に気づいて進路を修正すれば、前向きな心が生まれてくる。すると以前はストレスを感じさせたものが、取るに足りないものに見えてくる。心に渦巻いていたさまざまな考えが、それほど重要なものでも、差し迫ったものでもないように思えてくるのだ。それはただの思考にすぎず、あなたを傷つける力も、あなたの人生をストレスだらけにする力も、まったく持ちあわせてはいないのである。

第五章　良い人間関係はつくれる

ジョセフが、初めて人を好きになったときのことである。二人で過ごしていると、まるで時間が止まってしまったように思われた。何もかもが輝きを増し、あざやかに生き生きとして見えた。喜び、笑い、楽しさ、興奮、親密感、互いにわかり合えているという感じ、それらがいつまでも続くことを願った。一分一秒が貴重に感じられ、恋人と過ごしていると、永遠の意味が実感できた。ところが、交際が始まってしばらくすると、いつもの心配癖が頭をもたげ、交際の妨げになりはじめたのである。二人の違いばかりが気になり、はたして彼女は自分にふさわしい人なのだろうかと疑った。自分が彼女を思うほど、彼女は自分のことを思ってくれているのだろうか、と気になった。言うまでもなく、こんなふうに考えはじめたせいで二人の仲はすぐに終わってしまった。なんだか聞いたことのある話ではないだろうか？

ある意味で「今」に集中しているときの感覚は、恋愛中の感覚と似ている。目の前の時間に集中することによって、わたしたちは自分のなかの人と関わる能力を見直すことができるのである。始まったばかりの恋に夢中になっているときであれ、孫と遊んでいるときであれ、心にゆとりを持ち、「今」に集中することによって、愛情や忍耐、気配り、無条件に相手を受け入れる心、優しさといった、より深い感情を引き出すことができる。「今」に目を向けて人と関わっていければ、次のようなことを体験することができるのである。

・親密感　・喜び　・自発性　・楽しむ心　・心の通い合い　・尊敬

・思いやり　・共感　・優しさ　・寛容さ　・感謝

人と過ごす時間に集中すると、分析的思考のめがね越しに相手を見るのではなく、相手の存在をそのまま感じることができるようになる。こうあるべきだという考えや、期待や偏見、怒り、罪の意識、嫉妬《しっと》などの、否定的な感情抜きに人を眺めることができる。流動的に考えるようにすれば、わたしたちは、相手の存在を通して、むしろ自分がどういう存在であるかに気づくことができるのである。あれこれ考えずに、人と付き合うその一瞬一瞬を楽しむようにすると、思いやりや忍耐、敬意、包容力、そして相手への関心を互いに伝え合うことができるようになるのだ。

ジョセフが「心の心理学」の理念を初めて知ったのは、離婚後数年たった頃だった。その間にいくつかの恋もしたが、すべて同じパターンの繰り返しだった。恋におち、人生最良の時を過ごし、やがて幻滅し、関係を修復しようと努力し、挫折《ざせつ》感を味わい、そしてピリオドが打たれる。ジョセフは、本当にくつろげる相手を心から求め、恋愛に関する本を読みあさった。しかし、恋人との関係を長続きさせ、深め、高めていくにはどうしたらいいか、まるでわからなかった。「心の心理学」に出会い、あれこれ考えすぎる自分の考え方が、愛情とはほど遠いものになっていることに気づいて初めて、どうすればいいのかわかったのである。

そして同じ頃、ジョセフは一人の素晴らしい女性と出会い、幸せな結婚をして今にいたっている。ご多分にもれず夫婦の危機は何度か訪れたが、二人はその危機を乗り越え、夫婦の絆《きずな》をさらに強くする方法を身につけた。ジョセフとその妻が心がけたのは、自分の考えがおかしな方向に進みそうになっていることに、できるだけ早く気づくことだった。どうしていいのかわからないのだと素直に認めることがどれほど大切なことであるか、二人は知っていた。より深く理解しようと、心を開いている限り、二人は成長しつづけることができる。自分の考え方に気づくことによって、それまで以上の感謝の気持ちと優しさ、それに思いやりと愛情を持って互いに接することができるようになった。二人の違いを恐れるのではなく、それをおもしろがり、互いの成長の糧にすることを学んだ。

この章では、思考と、「今」、この時に集中して生きることと、人間関係の三者が、どのように関連しているかについて考えていこう。

誰でも心の健全さを持っている

誰でも前向きな心を持っている。前向きに考えているとき、わたしたちは物事をより深く理解することができ、人を今までとは違った見方で見ることができる。相手の行動の裏に隠れた、心の健康に気づくことができる。そして相手の心の健康に気づくことによって、わたしたちはその心の健康を引き出すことができるのである。

初めて出会った二人が恋におちるとき、彼らはお互いを曇りのない目で見ている。二人の違いも、お互いのどんな振る舞いさえも気にならず、ただお互いの心の健康にだけ目を向けている。恋が始まったばかりの頃には、恋人たちはたいてい愛情に満ちた流動的思考で物事を考えるものである。流動的思考は、わたしたちの頭から、他人に対する紋切り型の考え方を追い出してしまう。恋人が純粋で完璧《かんぺき》な存在に見えるのはそのせいなのだ。

もしわたしたちがその時々に集中し、愛する相手と過ごす時間のほとんどを流動的思考で過ごすことができるようになれば、相手との絆《きずな》や愛情を見失うことはほとんどなくなるだろう。難しいことだが、それを何とかやりとげようとすることが、愛情を長続きさせるための第一歩である。この第一歩を踏み出せば、たとえそちらに向かって足を踏み出したのがあなた一人であったとしても、相手との関わり方に違いが出てくるはずである。

最近、ジョセフの友人から、こんな話を聞いた。その友人の父親は七〇歳になって癌《がん》が見つかった。医師たちは父親に余命いくばくもないことを告げ、身辺の整理をするように勧めた。それまでこの父親は偏屈な男だった。何でも理詰めに考えなければ気が済まず、過去に執着するクセがあった。頭の中にはいつも、怒りや恨み、敵意が渦巻いていた。子どもたち全員と仲違《なかたが》いし、ほとんどの友人とも疎遠になっていた。妻の話では、医師から告知を受けた日、父親は病院から帰ると午後中ずっと窓から外を眺めて過ごした。そしてこの日を境に父親はすっかり人が変わってしまったのだ。心を入れ替えたといってもよかった。彼は娘、つまりジョセフの友人を呼び、これまでの自分の行いを詫《わ》びた。娘のほうも死が目前に迫っていると思うと、これまで見せつけられてきた父親の狭量さの数々も取るに足りないことのように思われた。父親はようやく、人生で最も大切なものは何かということに気づいたのである。それは、愛する家族であり、残された時間の一分一秒までを大切にしたいという願いだった。過去への恨みは自分の妄想であったこと、つまり、すべては自分の考えが生み出したものにすぎなかったことにも気づいた。物事を批判的に考え、いつもそれを大ごとに考えすぎていた自分の愚かさにも気がついた。

わたしたちはなにも、この父親のように、死の宣告を受けるまで、目覚め、心を入れ替えることができないわけではない。またもちろん、死の宣告を受けたからといって、必ずしもこの父親のように自分の間違いに気づけるわけではない。しかし流動的思考で生きることができるようになれば、わたしたちは必ず、これと同じかあるいは似たような経験をすることになる。ジョセフの友人は、父は癌の宣告を受けてから人が変わったようになったが、自分は前から父にはそういう面もあることに気づいていた、と語った。それがあらわせなかったのは、この父親が自分の考え方に気づいていなかったからなのだ。

思い込みが違いを生む

信念、理想、偏見、意見、過去の例、そういった個人の思い込みに従って行動しているとき、わたしたちはそれぞれ別の現実を生きている。人生において、二人の人間がまったく同じように物事を受け止め、考え、あるいは同じ体験をすることは絶対にない。たとえ外から見た二人の生きかたがそっくりだったとしても。人はそれぞれ、別々の考え方を持っている。社会との関わり方や、たどってきた道、育ってきた文化の違いによって、世の中に対する見方も違ってくるのだ。わたしたちが、思い込みに偏りやすい分析的思考法によって行動していくなら、たまには同意見の人と出会うことはあっても、本当の親密さを実感することは、おそらくできないだろう。

たいていの議論の原因は、信念、好み、価値観の相違である。そしてそれらの価値観をつくり出すのは思い込みなのである。この思い込みを乗り越え、流動的に考えていけば、わたしたちは誰にでも共通した前向きな心を持てるようになる。知恵、常識、深い愛情、理解、思いやりが働きはじめる。そして、まったく違う生い立ちや文化、信条を持った人々が恋におち、あるいは互いの違いを認めながら、仲良くやっていくことができるようになるのである。そして、お互いの親密感のもとになるものが、心の健康なのである。つまり、流動的思考ができるようになると、それぞれ別々の現実に橋渡しするコツがわかってくるのだ。

ゆとりのない心ではバランスをとれない

わたしたちがなかなか前向きな心を取り戻すことができないのは、わたしたちが性急に考えすぎて心のバランスを失い、しかもそれにさえ気づいていないせいである。そんなとき、わたしたちは、否定的な考え方によって歪《ゆが》められた人生を見ている。そして先へ先へと考えながら、しばしば孤独を感じたり、他人から阻害されているような感じを味わったりする。誤解されているように感じたり、不信感を抱いたり、ときには被害妄想に陥ることさえある。否定的な心のフィルターは、わたしたちやほかの人々の心から愛の輝きを失わせてしまうのである。どのような種類の人間関係でも、最も辛《つら》いのは、どちらかの頭がストレスでいっぱいのとき、つまりどちらかが性急な考え方に陥っているときなのだ。

理解は人間関係を変える

人生において、わたしたちの心の仕組みや、二つの異なる思考法がどのような働きをしているのかがわかってくると、人の心を理解する力もしだいに高まってくる。人の心がよく理解できないとき、わたしたちは孤独を感じ、孤立し、反発する。他人が恐ろしく見え、傷つけられるのではないかと不安になることもある。一方、自分の考え方に気づき心が穏やかになると、わたしたちは他人の行動のなかにより多くの誠意を見つけられるようになる。心が温かくなり、相手に同情さえ感じられるようになる。こうした感情は、わたしたちばかりではなく、相手にも安心感を与え、二人でいてもリラックスしていられるようになる。すると相手の表情まで明るくなるものなのである。

人の心を十分に理解することによって、あらゆる種類の人間関係に変化が生じる。本当に、見違えるようによくなる。それでは、人の心を理解する力を高めるにはどうすればいいのだろう。ただ落ち着いて自分の考えを見直すだけでいいのだ。自分で自分を責めてはいないか。考えすぎてそこから抜け出せなくなってはいないか。流動的に考えることができているだろうか。

ジョセフの患者に、夫との離婚を考えている女性がいた。その頃仕事が忙しくなった夫は、仕事に明け暮れ、妻にはよそよそしく無関心になった。ところが夫がよそよそしい態度をとればとるほど、妻は必死で夫の注意をひこうとした。そして彼女が必死になればなるほど、夫は家に寄りつかなくなった。あれこれ考えすぎることが孤独感を生み、それが怒りになり、そして現実からの逃避につながっていく悪循環である。

心理療法を進めていくうちにその妻である患者は、わざわざ自分を傷つけるような考え方をしていたことに気づいた。ゆとりのない考え方が、夫への愛情を妨げていたことに気づいたのである。このことに気づいてから、前ほど憂鬱《ゆううつ》を感じることもなくなり、絶望感を味わうことも少なくなった。分析的に考えて、心の中で葛藤《かっとう》を繰り広げるのはやめにした。流動的に考えるようにすれば、たとえ夫の仕事が大変なときでも、心の健康を失わずにいられるのだとわかった。自分の幸せは、夫がどんな行動をとるかによって決まるのではなく、夫が幸せかどうかによって決まるものでもない。彼女はただ自分の考えに気づくようになっただけである。しかしそうやって、しょっちゅう自分の考えに気づいていくうちに夫の心も理解できるようになった。不満を感じるのではなく、夫の心を思いやることができるようになったのである。

ある晩遅く、夫が出張から帰ってきた。とくに大変な出張だった。ドアを開けて入ってきた夫を見たとき、妻は夫が疲れており強いストレスを感じていることがわかった。夫は疲れはて、イライラしているように見えた。妻は夫がいとおしくなり、両腕を広げて夫を抱きしめた。一八年間の結婚生活で初めて夫は涙を見せ、妻の慰めの言葉を黙って聞いた。夫は妻に胸の内を吐露し、それから三時間二人は親密に話し合った。

このことがきっかけとなって二人はもう一度初めからやり直し、前よりずっと絆が深まった。二人は「今」に目を向けてゆっくり生きられるようになり、互いのために時間をさいて、相手の話を聞き、愛情を注ぐことができるようになった。妻は、自分のせっぱ詰まった思いや不満や怒りが、夫を遠ざけていたことに気がついたのである。

次に示すのは、人の心を理解する力と人間関係の関わりをあらわしたものである。

ここで用いられている表現は、絶対的なものではない。人の心を理解する力が強くなるにつれ、人間関係が一般的にどのように変化するかを示すために、著者が選んだ言葉である。すでにお話ししたように、人の心に対する理解力が、いつ、どのようにどうして強く

理解力

- 個人的な感情を交えない愛・至福
- 無条件の愛・喜び
- 憐憫・癒し
- 思いやり・優しさ
- 煩わしさ・イライラ
- 怒り・衝突
- 憎しみ・暴力
- 無関心・孤独

――理解力の変化と人間関係――

なるのかは謎《なぞ》である。しかし、本書で説明した概念を理解したうえで心から変化を望めば理解力は急速に強くなる、という事実をわたしたちは目の当たりにしている。謙虚さや忍耐力、物事を受け入れる心を持つことも、理解力を高める大きな助けとなる。

人の心に対する理解力が最低の段階では人との関わりも虐待的で、愛情のないものになる。自信が失われ、人を信じることができなくなり、自分には人から愛される資格がないとさえ思えてくる。その次の段階でもやはり人間関係は否定的である。人と関わりはするが、心の中には憎しみやときには暴力的な思いが満ち溢《あふ》れている。前の段階との違いは、たとえ否定的にせよ、ある種の人間関係が成立している点である。その上にいくと、不安感が少しずつ解消され、暴力的な思いはなくなるが、つねに対立が起こっている。ある種の親近感を感じながらも、恨みやよそよそしさが存在する。さらに上にあるのが、心の健康には届かないが、人の心を理解する力が最も高い段階である。ここでは思いやりに満ちた人間関係が結ばれるが、同時に煩《わずら》わしさやイライラ、批判、失望、拒絶されることへの恐れなど、さまざまな感情が交錯している。

その上の段階では心の健康を取り戻している。ここから上へ行くほど、親密になることを恐れる心や、さまざまな疑いがなくなり、安心感に変わってゆく。安心感が生まれることによって、関係を良くしようという下心のない、ごく自然な思いやりや優しさが生まれる。さらに上に行くと、思いやりや理解する心、無条件に受け入れる心といった、癒《いや》しの感情が普通に見受けられる。このレベルでは、許すことも自然に行われる。さらに理解力が強くなると、喜びやユーモア、優しさ、無条件の愛などに彩られた人間関係を結ぶことができるようになる。そして最高のレベルに達すると、すべての人々に対して、個人的な感情を交えない愛情を感じることができるようになり、人を批判したり、期待を押しつけることもなくなる。型にはまった人間関係も見受けられなくなる。のびのびとした、温かく、刺激的な関係をつくり上げることができるようになるのである。

人間関係を良くする秘訣《ひけつ》とは

人間関係において、気持ちの波を理解することは、飛行機のパイロットに気象の知識が必要なのと同じくらい重要なことである。気持ちの波はわたしたちが親密な人間関係を結ぼうとするとき、あらゆる面で影響を与える。対話の仕方や、争いごとを解決する方法、決断の仕方から親密さの感じ方まで、気持ちの波の影響を受けないものはないのである。わたしたちの気持ちに波があるのは当然であり、生きている限り避けられないことである。気分次第で、相手に対する見方も変わってくる。あるときは、彼（彼女）こそかけがえのない人であると思え、次の瞬間にはそもそもなぜあんな人と一緒になったのかと思えてくる。

自分やまわりの人々に気持ちの波があることがよくわかってくると、わたしたちは感情という傘に守られて、まるで雨を避けるように気持ちの波がもたらす有害な影響を避けて通れるようになる。人の気持ちに波があることを知っていれば、自分にとって大切な人が落ち込んでいるとき、その言葉を真に受けないでいられる。また、相手の気持ちの波について注意するべきときと、黙って見守っているべきときを見極めることができるようになるのである。

自分や、人の気持ちとうまく付き合っていくためには、次のことに気をつけるとよい。

①落ち込んでいるときには、他人に対する自分の感じ方を、少し疑ってみよう。落ち込んでいるとき、わたしたちは、生真面目《きまじめ》になり、批判的でくよくよ考え込みやすい。せっかちになったり、イライラして、他人のいいところに目を向けられない。相手のことを非協力的だと感じたり、その行動の裏を考えてしまう。そんなふうに感じるのは、実はすべて自分の考え方のせいなのだとわかれば、わたしたちは態度を改めなければならないことに気づくことができる。もしわたしたちが、じっとして嵐《あらし》をやりすごし、気持ちが変わるのを待つことができるなら、自分たちのものの見方を歪《ゆが》めていたのは、分析的思考なのだという事実にいつでも気づくことができるのである。

落ち込んでいるとき、自分の受け止め方を疑ってみることは、自動車の助手席側のサイドミラーをのぞき込むことと非常によく似ている。わたしたちはミラーを見ながら、「おそらくあの車は、今見えているよりずっと近くまで来ているはずだ」と考える。わたしたちは思考の歪みに気づくと、すばやく知的に、つまり知覚的に順応することができるのである。

一方、自分が落ち込んでいることに気づいたときには、身近な人に、今、気分が落ち込んでいるので自分の話を真に受けないでほしい、と断っておくとよい。前の例に出てきた著者の友人は、妻のためのTシャツも作った。そこには「一人にしておいて！　イライラしています」と書かれていた。何もそこまでとは思うが、気持ちの波に気づくことによって、大切な人との間にわだかまりをつくってしまうことを防げるのである。

②他人が不機嫌なとき、自分を非難しているのだと勘違いしないこと。他人の気分の変化に対して、防御的になったり、批判的になったり、あるいは恐れたりせず、ある種の思いやりをもって接することが大切だ。他人の気分の変化を辛抱強く見守ることは、「考えて」どうこうできることではない。相方はちょっと調子が悪いだけなのだ、と理解する必要がある。数分、あるいは数時間のうちには、あなただって落ち込んでしまうかもしれないのだ。そうなってみれば、誰かの辛抱強さや理解を嬉《うれ》しく感じるはずだ。相手の否定的な気分を、自分への非難だと受け止めるのはよそう。たとえそれが、本当にあなたに向けられていたとしても。わたしたちはこの考え方を、「落ち込みに対する免疫」と呼んでいる。相手の気持ちを理解することによって、わたしたちは誰かの落ち込んだ

気分に「感染」することを防ぐことができる。実際、他人の気持ちの落ち込みはわたしたちとはまったく無関係なことなのだ。それは、彼らの考えが生み出したものなのだから。

先日ジョセフは、ちょっと様子を見ようと息子に電話をかけた。息子は愛想が悪く口数も少なくて、不機嫌そうだった。ジョセフは最初、息子の無礼を不快に感じた。しかし息子は落ち込んでいるのだと気づき、今日はどうだった、と聞いてみた。息子は、今日はひどく疲れていると話しはじめ、とにかく早く眠りたいんだと答えた。ジョセフの不快感は思いやりに変わった。息子は、父親が心から自分を思っていてくれることを感じ、その週のいろいろな出来事を父に話した。心を開いたのである。ジョセフの思いやりが、親密な時間への扉を開いたといえよう。

③あなたか相手かのどちらかが落ち込んだ気分のときは、何かを決断したり、難しい問題や大切な事柄を話し合ったりするのはやめること。落ち込んだ気分のときは、物事が一大事に見えたり、緊急の問題に見えるものである。しかし否定的な気分のときは、決断を下したり、重要な事柄について話したりするような大切な話し合いをすることには慎重になったほうがよい。大急ぎでなんとかしなくてはと考えてしまうのは、わたしたちの心が、今、この時を離れ、「落ち込み通り」に迷い込んでしまったことを警告するサ

インなのだ。気持ちがすっきりと晴れわたり、二人そろって「落ち着き通り」を闊歩《かっぽ》することができるようになるまで、待つことが必要である。

心と心のコミュニケーション

治療に来るカップルはしばしば、「もっと上手にコミュニケーションができれば」問題は解決すると、口をそろえて言う。たしかにそうかもしれないが、コミュニケーションについて思い違いをしているふしもある。コミュニケーションがうまくできるだけで、必ずしも人間関係が改善されるわけではない。コミュニケーションの方法によっては、誤解をさらに深めることにもなるのである。実際に人間関係を破綻《はたん》させてしまう場合もあるし、心の傷を残し、それを癒すのに何年もかかることもある。一方、コミュニケーションがきっかけで関係が好転し、互いを温かく見守る親しい関係になれることもある。この違いはどこから来るのだろうか？

心のこもったコミュニケーションは、お互いを変えることができる。心と心のコミュニケーションは、それぞれ別々の人間であるという現実を乗り越えて心の健康というお互いに共通した点に目を向けさせる。心の健康は、わたしたちの思考の広がりを助け、問題を別の観点から眺められるようにする。心と心のコミュニケーションをしていれば、お互いへの尊敬や思いやりが深まるのである。

ところが、討論や議論、説教、感情的になって当たり散らしたり、対立することに代表される頭と頭のコミュニケーションは、相手に肯定的で永久的な影響を与えるとは限らない。頭と頭で話し合うと、たいてい正しいのは自分であり、相手は、無知で、愚かで、どうかしているのだと決めつけてしまうからだ。頭と頭のコミュニケーションからは、ほとんどの場合何も得られない。悪くすれば、気持ちが動揺し、罪の意識や恨みといった感情を引きずる辛《つら》い結果になる。頭と頭のコミュニケーションでは、人はすでに持っている信念や習慣に従って話をし、分別や直観が用いられることはない。その結果、袋小路に迷い込んでしまうのである。議論はいつも同じことの繰り返しで、始める前からどういう展開になるか予測できる。頭と頭でコミュニケーションしているカップルの場合、お互いの言葉を途中まで聞けば、そのあとに相手がどう言うつもりか、間違いなく言い当てることができる。というのも、もう何百回と聞いている言葉だからである。人間関係を築こうとするとき、頭と頭のコミュニケーションが優れた方法でないことは間違いない。

人間関係につきものの厄介で感情的な問題を解決するために、心と心のコミュニケーションがより有効であるとすれば、どうすればそれを自分のものにすることができるのだろう。ほとんどの人は、人生のなかで、何度か心と心のコミュニケーションを経験しているはずだ。大学時代のルームメイトと交わしたとびきり楽しいおしゃべり、危険にさらされたときに誰かと交わした親密な会話、心の通い合った親子の対話。こうした特別の対話ができることは、わたしたちの人生ではまれなことである。しかし、「今」に目を向けてゆっくり生きることによって、こうした対話をあなたの人生に取り入れることができるのである。心と心の対話には、いくつかの要素、あるいは特性がある。

●お互いに相手を尊重し、力を合わせて信頼関係を築こうとする。
●お互いが深く感動し合う。
●お互いに相手の話に口をはさまず、最後まで聞き、相手に自由に話させるようにする。
●自発的な言葉で話し（流動的思考法）、前もって何を話すか準備することもなく、きまり文句を並べたりしない。
●お互いに強い親密感を覚えるようになり、たいていの場合、その会話は心に残るものとなる。

心と心のコミュニケーションは、自分の力の及ばない、不思議なもののように思われる。

しかし、「今」に集中し、前向きな心を持ちつづければ、心と心のコミュニケーションを結べる機会はより多くなるように思われる。次に挙げるのは、効果的なコミュニケーションをするための心得である。

1　心の状態を知ろう

もしあなたが、物事を大げさに考えるようになり、辛抱がなくなったら、分析的思考で生きているということだ。あなたが心でなく頭で生きている限り、心と心の対話を求めても、それは実現しない。気持ちが上向きになるのを待てばよいのだ。気分がよくなるまで、問題は待っていてくれる。問題は消えてしまったりしないのだから。そして自分の心の状態を知っているときほど、うまい解決策が見つかるものなのである。ところが残念なことにたいていの人々は、自分を見失ってしまったときに限って、最も重要なコミュニケーションをはかろうとする。心と心の対話を実現させるには、話すときも聞くときも、流動的思考をしなくてはならない。

2　多くを求めるな

もしあなたが何か特別な結果を期待していたら、相手は敏感にそれを感じとるものだ。

あなたの期待は相手を規制し、操作し、圧力をかける。するとそれが逆効果になって、相手は頭で考えるようになり、防御的になってしまう。期待して、その期待どおりに物事が進まなければ失望が生まれる。そして期待どおりに物事が進むことなどもちろんないのだ。失望はあなたを意気消沈させ、コミュニケーションもうまくいかなくなる。

特別な結果を期待するのはやめよう。心と心の対話によって二人の間に適切な信頼感が生まれれば、今までどちらも考えつかなかったが、しかしどちらの要求にもぴったり合った解決策を見つけられるはずだと信じよう。流動的思考の力を信じれば、心と心の対話もやがて実現する。

3　相手を気遣う

あなたは、自分のことはちゃんとわかっているし流動的思考もしている、と思うかもしれない。相手にも期待は一切していない、心と心の対話への準備は万全だ、と思うかもしれない。しかし、忘れてはいけない。ダンスは二人で踊るものだということを。心と心の対話を始める前に、相手の気持ちを確かめる必要がある。さもなければ、心と頭の対話になってしまう。相手の気持ちを確かめることによって、いくつかの優れた効果があらわれる。

●相手への敬意を見せる。
●相手に、コミュニケーションの重要さに気づかせ、相手が自分の心の状態を知る手助けをする。
●互いの間にどの程度の信頼感が結ばれているかがわかる。あるいはまた、まだまだコミュニケーションをする時期が来ておらず、機が熟するまで辛抱強く待つべきだと教えられる。

もしも、相手の気持ちを確かめるという大切な手続きをとばして、急に効果的なコミュニケーションを結ぼうとしても、それは、ドアを開けずに部屋に入ろうとするようなものである。あなたは、自分の前向きな気持ちや、気遣いを示して相手を安心させる必要がある。また、心と心の対話がなぜあなたにとって大切なのか、説明する必要があるのである。相手がウンと言わなければ、待つのが最良の方法だ。相手の心の準備がまだできていないことを、受け入れればよいだけである。

4 心を開いて話そう

素直な心で話すということは、つまり流動的思考でコミュニケーションをすることである。何を話そうかとあれこれ考えたり、心の中であらかじめ稽古《けいこ》してみることではない。相手がどう答えてくるか考えたり、相手の反応を予測したりすることではない。流動的に考えているときには、相手の価値観やお互いの信頼感、その場の雰囲気、相手の気持ちといったものをすべて満たす適切な言葉が出てくるものである。素直な心で話すことによって、知恵が働きはじめる。

人の話を一心に聞いているとき、わたしたちは相手への深い関心と敬意を示している。上手に聞けば、相手の話を引き出すことができる。素直な心で話せば、相手もよく聞いてくれるようである。

5 心から感動しよう

人の話を素直に聞くということは、頭からよけいな考えを追い払い、流動的な心で人の話に耳を傾けることである。心に何もない状態で人の話を聞くことこそ、心から聞くということで、流動的思考で聞くことでもある。流動的思考をしている心は、コンピュータではなくむしろラジオの受信機に似ている。入ってくるデータに、分析を加えたり、処理したりせず、あるいは拒絶することもなくすべてを受け入れる。人の言葉を自分の信念に従って解釈したり判断したりせず、ただ、相手が何を言いたいのかを理解しようと努力する。素直な心で人の話を聞いてみると、相手の話の本質的な部分に——言葉ではなく、その言葉の奥に潜む感情に——感動することができる。素直な心で聞くということは、相手の話の内容に深い関心を持つことなのである。

6 思いやりを持とう

心と心の対話をするとき、大切なことは、相手に対する敬意や優しさ、思いやりの気持ちを持ちつづけることである。イライラしたり、防衛的になったりして、心が乱れると、相手を思いやる気持ちをなくしてしまう。相手の気持ちを確かめずにデリケートで難しい問題について話し合おうとするときも、思いやりを忘れているといえるかもしれない。気をつけよう。どちらかが心の落ち着きをなくしてしまったときには、心と心の対話はできないのだ。そんなときは二人が元の感情に戻れるまで待てばよい。穏やかな心を取り戻し、お互いの気持ちを確かめ合い、それから素直に話を聞けばいいのだ。

心と心のコミュニケーションは、公式どおりに進むものではない。心と心の対話は、一つ一つすべて違っている。だから、心と心の対話をしようとするときには、そのつど、お互いの気持ちを確かめ合うことが必要なのである。流動的思考の持つ素晴らしい力を信じられるようになるにつれて、必要なときに、その場にふさわしい心と心の対話が自然にできるようになる。

以上六つの心得は、前向きな心で人と対話し、「今」に目を向けた親密な人間関係をつくり上げるための補助輪なのである。

新たな気持ちで相手を見よう

人間関係を新たな気持ちで始めるには、相手や自分自身を見る目を変える必要がある。そのためには人生の受け止め方を一新しなければいけない。これはたとえば、心変わりとかほれ直しと呼ばれる変化のことだ。いずれにしてもそれまでの感じ方を改め、より楽観的に人生を見つめることである。この心の変化がいつどのように起こるかは、わたしたちには知りようもない。しかし、いくつかのことを心がけることによってその変化を起こりやすくすることはできるのだ。畑に良い土を入れることによって、より多くの収穫が期待できるように、次の四つのことを心がけることによって、新たな気持ちで人間関係を築く土壌をつくることができる。

1　心の健康を呼び覚ます

わたしたちは、人間関係に失敗すると、否定的な考えに陥りやすくなる。先入観で相手を眺め、二人の関係はもうどうしようもないと思い込む。そうならないためには、思い切って相手を信頼することだ。わざと仲たがいしようとする人などいないと考えるのである。実際、誰もが、そのときの人の心に対する理解力の範囲内で、素晴らしい人間関係を築こうと一生懸命になっている。誰の心の中にも健康的なものが存在しているということを思い出せば、すべての人が自分を変える可能性を持っていることに気づくことができる。否定的な考え方を捨て、希望を持つことができるのである。

希望を持てば、どうしようもないと思われるような状況を切り抜ける力が湧《わ》いてくる。最近著者のところへ心理療法に通ってきた患者は、結婚してまだ一年にも満たなかった。しかしこの女性は夫とのセックスに絶望しており、夫を責め、冷淡な態度をとるようになっていた。夫も妻を恐れ距離をおくようになった。彼女は最初の結婚に失敗し、その後何年も男性と恋愛関係になることを避けてきたのだが、ようやく恋におち、今度はうまくいくと思っていた。それが今度もまた失敗することになるのではないかと不安を抱いたのである。「男はみんなバカよ!」最初の治療の際、彼女はそう叫んだ。

やがて彼女は、自分の感情は自分の考え方が生み出したものであることに気づいた。すると、しだいに前向きに考えられるようになり、夫が自分を恐れる気持ちも理解できるようになった。彼女が夫を非難するのをやめると、夫は妻に性的関心を持つようになった。最初の治療のあと彼女はしばらく性的な問題にふれることはなかったが、何回目かの治療で、今は素晴らしいセックスができるようになったこと、そして、ただ自分を変えるだけでそうした変化が訪れたことを語った。この先二人の間にどのような問題が持ち上がっても、なんとかやっていけるという希望が彼女の胸に生まれた。なぜなら、考え方を変えることによって、まわりを変えられると知ったからである。

すべての人間関係は変化する可能性を持っている。どちらか一方が、相手の心をよく理解するだけで、対等な愛への希望が生まれ、絶望を楽観に変えることができるのである。

2 考え方のクセに気づく

誰でも、自分でも気づかぬうちに否定的に考えはじめてしまうクセを持っている。しかしそれを認めるには、かなりの謙虚さが必要だ。気づかないうちに身につけた考え方のクセのせいで愛情をうまく示すことができないのだと気づくことによって、わたしたちは、その思考のクセから逃れることができる。自分の考え方のクセに気づくことは、カビを日光に当てることに似ている。日光によって、カビは消滅してしまう。

ジャックとジュリーの場合を見てみよう。ジャックはいつも、言い争いになるとジュリーの話を聞こうとしなかった。「また俺《おれ》を責めるつもりだな」（もう何年もジュリーがしてきたことだ）と考え、自分を守るためにジュリーの話を遮った。ジュリーはジュリーで、ジャックが聞こうとしないことに欲求不満を感じ、よけいにジャックを責めるようになった。ジュリーは無視されていると感じていたのだ。ジャックは責められていると感じ、より防衛的になった。ジュリーは声を荒らげることによって、なんとか自分の話に耳を傾けさせようとした。こうして二人はますます意地を張り合い、お互いをイラだたせるだけのまるで議論にならない議論が始まるのだった。それが何年も続くうちに希望が失われ、絶望感が残った。

ところがこの二人が、前向きな心で素直に相手の話を聞くことを学ぶと、自分の考え方のクセに気づくようになった。自分たち自身で問題を大きくしていたことを知ってショックを受けた。前向きに生きることを知った。二人は、お互いへの愛情を感じ、手を取り合って歩き出したのである。

3 人間関係は結果で判断しない

人間関係について、何がいけなかったのだろうと考えたり、なぜ昔のように考えられないのだろうと疑問を持つとき、わたしたちは自分の記憶装置をかきまわし、期待どおりにいかないことを説明するデータを見つけようとしている。そんなときわたしたちは、間違っているのは誰で、正しいのは誰かを決めようとしているのだ。こうした考え方は、非難や憤り、怒り、苦痛、罪の意識、羞恥心《しゅうちしん》、自信喪失などを引き起こす。人間関係について、誰が悪いのか決めようとすることには二つの問題点がある。

●自分に甘く、人に厳しくなりやすい。

●すべてあなたの考え方に基づくものであり、自己満足に陥りやすい。

それではどうすればよいのだろうか。お互いのなかに悪意がないことを見つける努力をするのである。それには、次の二つの仮説を認める必要がある。

●過去から今に至るまで、誰もが最善を尽くして生きてきた。

●二人がそれぞれ自分の思うままに行動できたら、完璧《かんぺき》な満足感や親密感、幸福感が得られるはずだ。その方法がわからないことが唯一の問題なのである。

この二つの仮説をそのとおりだと思うことができれば（そう思わない人がいるだろうか?）、わたしたちは、自分にも相手にも悪意はないと気づくことができるようになる。ある意味では、自分の悪意のなさに気づくことが先決である。そのことによってよりリラックスし、防衛的にならずに、相手の悪意のなさにも気づけるからだ。だからといってあなたにも相手にも、過去の出来事や行動の責任は一切ないということではない。二人とも、その時々に考えられる一番良い方法をとってきたと考えればいいのだ。

ジョセフは子どもの頃、家の前で犬が車にはねられたのを目撃した。そばに行って助けてやりたいと思ったが、ジョセフが近づくと、犬はうなり声をあげ、かみつこうとした。助けてやろうとしているのに犬にその気持ちが通じないとはどうしても信じられず、ジョセフは、犬はやっぱりこわい動物なのだと思った。あとで父親から、傷ついた動物はよくそんな反応をすることがあると教えられた。ジョセフは犬が自分を嫌ってかみつこうとしたのではなかったのだと知り、その犬を嫌いにならずにすんだ。

人間も不安なとき、この犬のような反応をする。誰かが手をさしのべてきても、自分を思いどおりにするつもりなのだとか、だまそうとしているのだと考えて、まったく感謝の気持ちをあらわさない。けれど、自分が否定的な考え方をしていることに気づき、頭を冷やすことができれば、相手の言葉を正しく受け止めることができるようになる。つまり、相手が否定的な態度をとっているときには、それを自分に向けられたものだと考えないようにし、肯定的な振る舞いに関しては、額面どおりに受け取ることができるようになるのである。

人間関係において、不安を感じたり心を閉ざしてしまっているとき、わたしたちがもう一つ陥りやすいのは、状況を正しいか間違っているかで判断しようとすること、つまり白黒をはっきりつけようとする態度である。しかしこうした態度は、わたしたちを自分の信念に固執させるばかりで、流動的に考えることを妨げる。自分とは違う考え方を、たとえば、バカげているとか、どうかしているとか、冷酷だとか、道徳的に間違っているとかいうふうに決めつけてしまう。このように決めつけることは、他人の悪意のなさに気づくこととは相反する態度なのである。

4 許し、忘れることの大切さ

背信行為や人の心を傷つけることは、すべての人間関係につきものである。しかし、どのような人間関係においても、最も大きな傷を残すのは、憤りをため込むことなのだ。誰かを許すということは、つまり忘れることとだ。許すことは、わたしたちあるいは他人の過去の行いに悪意がないことを見つけることなのである。誰かを許そうとするとき、わたしたちは、その人は、その人にできる精いっぱいの行動をとったと考える。

他人を許すのは、第一には自分のためなのだ。もしわたしたちが、憤りや怒り、憎しみの感情をいつまでも引きずっているなら、そうした感情の影響をいやでも受けることになり、自分自身の人生を台なしにしてしまう。心の中は否定的な感情でいっぱいになり、愛の入り込む隙《すき》などほとんどなくなる。過去の憤りにとらわれていては、「今」に集中して生きる余裕などなくなるのである。わたしたちの診療所には、親や家族、あるいは昔の恋人を、未《いま》だに許せないという人々が数限りなく訪れる。そしてそうした感情は、直接的にしろ間接的にしろ、彼らの現在の人間関係にも影響を与えている。いつまでも怒りを捨てきれないでいると、それは何らかのかたちで、自分自身の人生に悪影響を及ぼすのである。

人が過去の憤りや心の傷をいつまでも忘れないのには、三つの理由がある。

(1)もう二度と同じ目に遭わないために。相手を許さず、過去を忘れなければ、二度と同じ目に遭わないですむ、という、誤った思い込みがある。許せばまた同じように傷つけられる、と人々はしばしば考える。

(2)相手の行為をどうしても許せないと考えているから。人を許せば、その人の行った行為まで許すことになると考える人がいる。恨みの感情を引きずることと、過去の行為の責任を問うことは別問題だということを彼らは知らないのだ。

しかし実際には、相手を許し、そのうえで自分の感情を相手に打ち明ければ、相手も頑《かたく》なにならず、素直にこちらの話に耳を傾けるようになるのである。

(3)怒りが人間関係を変える原動力となると信じているから。人が恨みを抱きつづけるのは、怒りのエネルギーが、物事を変えていく力になると信じているからである。彼らは、幸福な人々、つまり「今」に集中して生きている人々は、この世のいかなる問題についても、また人間関係におけるどんな問題についても、何とかしようと考えたりしないものだと信じている。しかしそれはまったく違っている。怒りや憎しみによって人間関係を変えようとしても、お互いの信頼感を打ち砕き、反目し合うことになるだけである。

過去にとらわれることをやめることによって、わたしたちは「今」に集中してゆっくり生きることができるようになる。憤りは記憶のなかにとどまる一つの考えにすぎないのだと理解し、それを解き放つ力が自分に備わっていることを信じることによって、わたしたちは許すことへの第一歩を踏み出すことができる。許すためには、三つの段階を経なければならない。

(1)生きるうえで、過去をひきずらないことの大切さに気づく。新たな気持ちで人間関係を築いていきたいのなら、あなたの現在に悪い影響を与えている過去の出来事を一切忘れることが必要だ。流動的思考を始めるためには、つまらない分析的な考えにこだわっていてはいけない。幸福感を感じ、創造的に、「今」を精いっぱい生きるためには、過去を忘れることは必要不可欠なことである。

(2)すすんで過去を忘れようとすること。そのためには、考えを変えられる柔軟な心が必要だ。柔軟な心を持てれば、あなたは過去を忘れて旅立つバスの停留所までたどり着いたようなものである。バスがいつ来るかはあなたに決められることではないが、バスが到着するときにはあなたはそこにいる。あなたはもう、過去を忘れようとしているのだ。

過去を忘れようという気持ちがあれば、心の傷がよみがえってきたときも、自分にこう言い聞かせることができる。「また思い出してしまった。何でもないと思える日が早くくればいいのに」。こうつぶやくとき人は、心の傷を過去の記憶としてとらえている。「今」に目を向けはじめているのである。

(3)許すことは、過去を忘れる一つの方法であり、そうすることによって過去への憤りもしだいにおさまっていく。過去の記憶を思い起こすことは、汚れた洗濯物をきれいな水ですすぐようなものだと考えればよい。すすぐごとに、洗濯物から汚れが落ち、ほんの少しずつきれいになっていく。もし水が汚れていたら——あなたが否定的な分析的思考に陥っていたら——何度洗ってみても、洗濯物はきれいにならない。一方、もしあなたが、心の傷は記憶にすぎず、すでにその痛みも薄れかけていると考えていれば、すすぎ水はきれいに澄み、辛《つら》い記憶は癒《いや》され、個人的な感情を越えた、より高い視点から物事を見ることができるようになるのである。

許すことは、人間関係を進展させていくうえで必要不可欠な態度である。それは、わたしたちがただの人間であり、非常にもろい存在であるからだ。他人を新鮮な目で見るために、わたしたちはつねに自分のフロントガラスを磨きつづけなくてはならない。人との関わりのなかで、先に挙げた三つの段階に気をつけていけば、どのような人間関係も、新しくやり直すことができるようになる。

まとめ

人間関係において「今」に集中し、本当にその場に存在することは、親近感や満足感を手に入れ、愛情溢《あふ》れる心の通い合いを実感するための鍵《かぎ》である。分析的思考をそれにふさわしくない場面で用いていると、わたしたちは、それぞれ別々の自分だけの現実を通して他人を判断してしまう。しかし、誰もが持っている心の健康に気づくことによって、人と共通の立場に立つことができ、スムーズな人間関係が結べるようになるのである。

人の心に対する理解力が高まるにつれ、より質の高い人間関係が結べるようになる。気持ちの波や、人にはそれぞれの現実があることを理解し、自分の考え方に気づくことによって、心と心を結ぶ効果的なコミュニケーションが成立するのである。心と心の対話とは、流動的に考え、相手に期待をかけすぎず、相手の気持ちを確かめ素直な心で話したり聞いたりし、相手への思いやりを忘れないことである。

素晴らしい人間関係などもう手に入れられないとあきらめてしまっている人もいるだろ

う。しかし四つの勧めに従えば、新しく人間関係をやり直すこともできるのだ。それは、心の健康を呼び覚まし、自分の考え方のクセに気づき、自分や相手を責めず、過去の出来事を引きずらないことである。そして最後に、許しにいたる三つの段階についても説明した。

第六章　仕事をスマートにする

わたしは、電磁波の暖炉を持っている。
たった八分その前に横になるだけで、
一晩中くつろいだような気分にしてくれる。

スティーブン・ライト（喜劇俳優）

多くの人々は、目がまわるほど忙しい自分たちの暮らしのリズムを、スピードを要求される仕事のせいにしている。今の時代は、リストラや経費削減が叫ばれ、国際間競争が激化し、先進技術が駆使される時代である。短時間に、より多くの仕事をこなさなければならなくなった人たちは、疲れてイライラし、重圧感を抱えている。物事が変化するとき、しばしば忘れられるのが、人の問題である。労働時間はより長くなり、仕事の内容も厳しくなっている。しかし彼らは、仕事とうまく付き合えるようになったのだろうか？　はたして仕事の効率は上がったのだろうか？　それとも下がったのだろうか？　社員は、自分の仕事に満足しているのだろうか？　経営者は、自分の会社の株主たちや収益のことばかりに気をとられ、社員のことを忘れてはいないだろうか？　社員は本当に仕事に満足しているのだろうか？

この章では、「今」に目を向けてゆっくり生きることを、仕事の世界にどうあてはめればよいのかについて考えていく。「今」に集中することによって、人の心を気にかけることができるようになり、結果的に職場の人間関係が円滑に進むようになる。「今」に目を向けることの効果は、そのほかにもさまざまな形であらわれる。人間関係がスムーズになり、的確な判断ができるようになる。やる気が出て生産性が高まる。ストレスが減り、落ち着いたペースで生活できる。流動的思考で新しい問題に対処できるようになる。困難や変化を、知恵を働かせて乗り切れるようになる、といったことである。

皮肉なようだが、増える一方の仕事に対処しようとするとき、肝心なのはゆとりを持つことである。あわてると間違いを犯しやすくなり、人間関係もうまくいかなくなる。精神的に参ってしまい、すっきりとした頭で、創造性と知恵を働かせて考えることができなくなる。大切なことは、猛スピードで進んでいく——異常ともいえるペースで動いている——組織に目を向けることである。そうすれば、いかにくだらない決定が下されているかがわかり、経営者のモラルの低さや、彼らが会社の利益を自分の物のように見なしている現実に気づくことができる。社員が仕事をさぼり、誰も賛成するはずのない議題を掲げた、すでに会議の機能を失った会議がまかり通っていることがわかってくる。

もっとうまく仕事と付き合うためには、「今」に目を向けてゆっくり進むことが必要だ。目の前の時間に集中することを学ばなければいけない。津波のように襲ってくる情報の量とそのスピードに対応するためには、わたしたちは、思考という一つの過程をもっと賢く、つまり自分をストレスで参らせてしまわないように使うことを覚えなければならない。心の健康を見直す必要があるともいえる。

もっと大胆にいってしまえば、この地球規模の経済発展の時代の、企業間競争における最大の勝負の分かれ目は、企業の心の健康だと、わたしたちは考えている。心の健康を有する企業は、より優れた決断を下すことができ、ずっと先を見通して仕事を進めることができる。社員は仕事に満足を感じ、会社は、愛社精神に富み、やる気のある社員に恵まれることになる。病気や欠勤が減り、事故も少なくなる。前向きな心で仕事をする社員たちは、生産性が高く、協調的である。人の問題は、これからの企業間競争の勝負のきめてとなるものである。

ゆとりを持ってスマートに仕事をする

仕事の種類にかかわらず、前向きな心で仕事に取り組んでみると、勘が冴《さ》えてきて、仕事に対する満足感も増してくる。ジョセフは先日ある医師に、仕事に関して心理的な面で改善したいのはどのような点か、と尋ねた。すると彼女は、「患者の一人一人に、この医者は自分のためにすべての時間を費やしてくれているんだと感じてもらえるような、そんな医者になりたいんです。でも現実には、医師会は一時間にもっとたくさん患者を診るようにと言ってきます。そう言われても会議や事務手続きなどに手をとられて、とてもそんなに大勢診察する時間はないんです」と答えた。この医師がもし前向きな心を持っていたなら、分析的思考と流動的思考を上手に使い分け、あわただしさに押し流されることなく、すべての患者を手際よく診察することができたのである。

猛烈にではなく、スマートに仕事をするためには、自分の心の状態を自覚し、目の前の時間に集中するにはどうしたらよいのかを知る必要がある。

たとえばジョンという男性の場合を見てみよう。ジョンの課ではリストラで同僚の一人が解雇され、ジョンはその同僚の仕事も一時的に引き継ぐように命じられた。ジョンは最初に憤りを感じ（不公平じゃないか！）、それから打ちひしがれ（できるはずのないことを、やれというのか！）、最後には不安にさいなまれた（そんなこと、一体どうやってやれというんだ？　いつかおれまでやめさせる気じゃないだろうな？）。もしジョンが、思考がどのように感情を生み出すかを理解していたら、感情の発するサインを受け止め、自分が否定的な考えに陥りかけていることに気づくことができただろう。創造的な態度で仕事に取り組むためには、これまでとは違った視点に立ってものを考えることが必要だとわかっただろう。何かを変えようとするとき、一番大切なのは自分を見失わないことと、広い視野を失わないことだと気づいただろう。

さらにまた、ジョンの上司が人の心の問題の大切さをもっとよく理解していたら、仕事の割り振りを部下に伝える際に、どうしたら部下の不安感を取り除き、能率の低下を最小限に食い止められるかがわかっただろう。あるいはまた、もし上司がこのような状況が起こることをもっと早い時期に予測していたら、そもそもこうした事態にはならなかったかもしれない。はっきりいえることは、企業全体が心の健康を維持しながら運営されていれば、どのレベルでなされる決断も前向きなものになるはずだということである。

仕事と上手に付き合うためには、人の話をよく聞き、考え、行動に移すことが必要だ。習慣的に同じ反応を繰り返していてはだめなのである。つまり、たとえ問題を一から一〇まで整理して考えるだけの時間の余裕がないときも、その場にふさわしい行動をとれる本能的な力が自分に備わっていることを信じて行動することが大切なのである。仕事と上手に付き合うためには、記憶や経験を、今の自分に役立つように利用できるようにならなくてはいけない。過去の経験にとらわれて、目の前の出来事が見えないようでは困るのである。信頼感のないところにはチームワークもコミュニケーションも成立しないことを知り、他人と信頼感を分かち合うことが大切だ。今、この時をどう生きるべきかを知り、一度に一つずつの仕事を、その場に集中し、個人の生活と仕事のバランスをとれる程度のペースで、片づけていけばよいのである。

考え方に気づく

わたしたちは、その時々の自分の考え方に気づいてそれを理解する力を養わなければいけない。これは、自分が流動的思考をしているか、あるいは分析的思考にとらわれてそこから抜け出せなくなっているかに気づく能力のことである。自分の考え方に気づくようになると、わたしたちの生活は——職場での生活も含めて——あらゆる面で改善される。経営者は人の心や時代の変化により敏感になり、うまく対応できるようになる。社員はたいてい創造性豊かになり、協調性が高まり、仕事の生産性も上がる。仕事への満足感もより大きくなる。

次頁の図で自分の考え方に気づく理解力の高さの順に挙げた組織には、それぞれ異なる習性や価値観、行動様式が見られる。おもしろいことに、組織というものは、その中心となる人間と同程度の理解力を持つ人間ばかりを雇い入れたがるものだ。なぜなら、誰でも自分と同じような考え方をする人といるとき、より心地よく感じるからである。組織全体が、自分たちの考え方に気づく理解力をどの程度持っているかによって、その組織特有の文化や、生産性の程度、社員の仕事への取り組み方や、最終的な収益——経済的成功（ビジネスの場合）や、利用者の幸福（サービス業や教育機関の場合）——が決まってくる。それぞれの組織がどのように機能するか見ていこう。

自分の考え方に気づき理解する力が最も低い、下の図で官僚的で機能不全な組織と称した組織では、社員の大半は自己中心的な考えを持ち、警戒心が強く、細かいことにとらわれがちだ。いつも時間に追い立てられているようで負担を感じやす

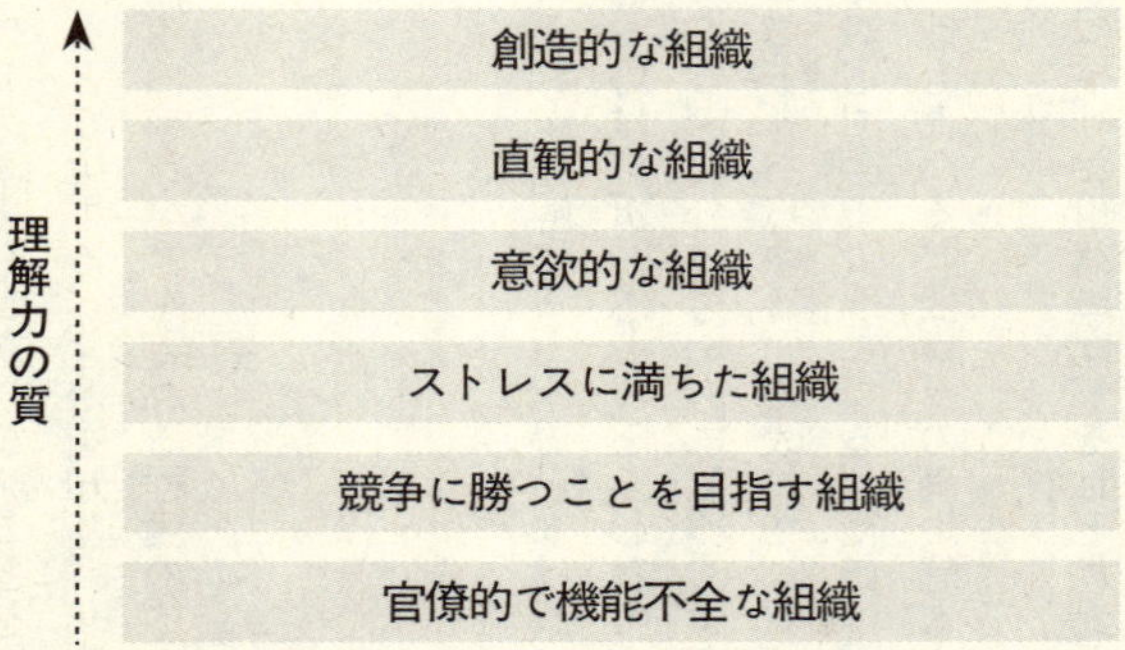

く、自分を見失いがちである。精神的に疲れていて頑《かたく》なな態度をとることも多く、しょっちゅう腹をたてており口論にもなりやすい。このレベルに属する企業では社内に派閥が乱立し、会社に対するゴシップやこき下ろしが絶えない。企業の業績を軽視したり妨害しようとする行為が目立つ。何十年も前に未来への展望を失ってしまった官僚組織や、政略的な動きが目立ち経営者側と社員側がはっきり対立してしまったグループや企業などは、このタイプの組織の一例である。機能的にこのレベルを下回る組織は、破産状態か、無秩序状態の組織である。

もう少し自分の考え方に気づく力のある組織では、経営者の意識は、競争に勝つことに向けられている。社員たちは否定的な感情を抱きやすく、不安や憤りを持ち、すぐに人を責める。心の中にはいつもあせりとイライラがあり、チームワークの素晴らしさを実感したことがない。精神的に参ってしまうことが多く、自己防衛的になり、怒りっぽい。このレベルの企業では、転職率が非常に高く、損失につながるミスが目立つ。社員ばかりでなく、経営者も頻繁に他人を責め、仕事がうまくいかないことや生産性が上がらないことの責任を互いになすりつけ合ったり、外的な要因のせいにする。競争に勝つことを主眼としたこれらの企業では、事故や病気、欠勤率が高い。このレベルに属する企業が、最低のレベルに属する企業と違っている点は、基本的な仕事をこなせる程度には、十分機能できているという点だけである。

さらにその上に位置するのが、ストレスレベルの組織である。否定的な考え方はみられなくなるが、明晳《めいせき》で創造的な思考にはまだいたらない。人々はあれこれ考えすぎて動揺し、ストレスを感じている。仕事は一生懸命するが、要領がよいとはいえない。ブラックユーモアや、社内での悪ふざけ、社員同士の高いレベルの競争といったもので、ストレスを解消している。この種の企業では勤務時間が長く、そのわりには、非生産的な無駄や、多くの間違い、生産性の低さが目立つ。精神的に参ってしまう者も多く、プレッシャーに押しつぶされてしまう前に病気療養休暇をとる。しかしこうした実状にもかかわらず、これらの企業はしばしば、財政的には非常に成功しているのである。

その次の組織は、社員のほとんどが自分たちの考え方に気づく十分な理解力を持っている組織である。わたしたちはこれを、意欲的な組織と呼んでいる。たとえ仕事にプレッシャーを感じていても、こうした企業で働く者たちは、すっきりとした頭でものを考えることができ、常識を備えている。仕事に満足を感じ、リラックスし、生産性は高く、意欲的でもあるので、必要以上に管理することもない。時間を効果的に使うのがうまく、問題の解決策もすぐに見つけ出すことができる。チームを組んで互いに助け合いながら仕事をし、企業の望む未来像や、目標を達成するために全力を尽くす。

さらに上にいくと、流動的に考えながら仕事をする組織がある。本能的で直観的な考え方が多くみられるようになり、責任感も強くなる。こうした企業で働く人々は、大部分の時間を流動的思考で過ごしている。管理職は部下を援助する。部下に対して肯定的で支援的になれる。社員はエネルギッシュで、いつでも、顧客や時代の流れの一歩先を行っている。社員同士、互いに相手の話をよく聞くことができ、創造性を駆使して互いに抜きつ抜かれつして進んでいく。会議も、活発で創造性に溢《あふ》れ、楽しいものとなり、下のレベルの企業に比べて会議を開く必要性も少ない。このレベルの企業では、仕事への満足度も高く、楽しんで仕事をすることができている。

自分の考え方に気づき理解する力が最高レベルに達すると、著者が創造的な組織と呼ぶものになり、非常に創造的で、独創的な、組織としての思考ができるようになる。つねに新しい発想が生まれ、それを実行するための現実的な思考が伴う。こうした企業は、先を見据えた力強い統率力で、その産業界のニューリーダーとなる。非常に成功した組織といえ、人々はそこで働けることを幸運だと感じている。こうした企業グループは、他者へのサービスという観点に立っている。自社の社員だけでなく、社会全体にも援助の手をさしのべようとしている。この世界を、よりよい場所にしようとしているのである。

組織全体としての、自分たちの考え方に気づき理解する力が上がるほど、その組織がより素晴らしく、楽しいものになるのは明らかである。組織を外側から無理に変えようとしてもうまくいかない。しかし個人か、あるいは何人かのグループが、変化は必ず訪れるものだと信じてそれまで以上に知恵を働かせれば、内からの変化を導き出すことができる。このことを十分理解していない組織では、解決策や問題点を外に求めようとする。一方、十分な理解力を持つ組織では、知恵を働かせ流動的に考えながら、よりよい仕事環境をつくり出そうとしているのだ。

さて、それではさまざまな組織に共通する問題のいくつかを挙げ、前向きな対処の仕方を考えてみよう。それらを実践することによって、わたしたちは職場で最大限の力を発揮することができる。

時間管理はカメの歩みで

ウサギとカメの競走の物語はどなたもご存じだろう。のろまなカメに追いつかれるはずはないとたかをくくっていたウサギが、昼寝をしている間にカメに追い越されてしまうという、あの物語である。

多くの人々は、やるべき仕事をすべてこなすだけの十分な時間がないといい、ましてや、仕事をすべて片づけたうえに、家族や友人と過ごしたり、自分の楽しみに使う時間をつくることなど不可能だという。忙しい仕事のペースに追いつくために、わたしたちはしばしば、情報、通信機器（ラップトップパソコン、ポケベル、携帯電話、ファックス、Eメール、それにインターネットなど）やタイムマネージメントシステムに頼ろうとする。皮肉なことに、それらのシステムで時間を節約すると、わたしたちはその分、より多くの仕事を一日に詰め込もうとする。自分自身にも、従業員にも、家族にも、つねにより多くを期待しつづける。自由に使える時間を見つけようとするこの純粋な試みは、必ず失敗に終わる。というのも、わたしたちは、時間の感覚がどこから生まれてくるものなのか――それは思考からである――わかっていないからである。考え方にゆとりを持てば、ペースを落として仕事をすることができ、時間の使い方も変わってくるのである。

時間の感覚は、時計で測る時間とはほとんど無関係に、思考によって生み出される。遅刻している誰かを待っているときと、自分が遅刻している張本人であるときの、時間の感じ方はずいぶん違うではないか？　待っているときは、時間はゆっくり過ぎるように感じられ、待たせているときは、時間はあっという間に過ぎていくように感じられる。時間の感じ方は、わたしたちの考え方と直結している。歯の治療を受けている患者にとっては、時間は苦痛を長引かせるようにだらだらと過ぎるが、多くの患者を抱えている歯科医にとっては、時間は瞬く間に過ぎ去っていく。わたしたちが落ち着かない気分になるのも、将来のことを思い悩むのも、仕事がなかなかはかどらないことにイライラするのも、すべてわたしたちの考え方のせいである。時間と考え方に関わりなどあるはずがないと思う人は、アメリカとは時間の流れが異なる国を訪れてみるとよい。わたしたちがストレスを感じ、イライラし、怒ってばかりいるというのに、その国の人々はリラックスし、わたしたちを見て、なぜそれほど忙しがり、そわそわしているのだろうと不思議がる。

不安やストレスは、わたしたちの心が、「今」を離れ、否定的な分析的思考に陥っているために生じる。自分の考えにのめり込んでいるとき、わたしたちは一度に二つも三つものことをしようとする。過去や将来のことを、あれこれ考えて悩み、たいていの場合、目の前の仕事もうまく片づけられない。もしわたしたちが、流動的思考の持つ素晴らしい力に気づくことができれば、つまりその時々に集中し、落ち着いて、一度に一つずつ仕事をこなしていくことがどれほど効果的であるかがわかれば、失敗は少なくなり、喜びや満足を感じることが多くなる。そして本当に、前より仕事がはかどるようになったことに気づくだろう。

あなたはいつも、今、この時を生きている。問題は、そのときを充実して生きるか、うわの空で生きるかである。気ぜわしく過ごすか、落ち着いた心で過ごすかである。流動的に考えることができれば、たとえ厳しい締め切りに追われていても、多くの責任を負わされていても、時間はたっぷりあるように感じられる。自分の考え方に気づき、心を「今」に向けることができたとき、わたしたちはゆとりある考え方で、じっくり仕事に取り組めるようになるのである。

著者も、自分の考えに気づき、「今」に集中できるようになるにつれ、職場でも、家庭でも、時間がゆっくり進むように感じられるようになった。しかも驚いたことに、あせって必死に仕事をしていた頃より仕事がはかどるようになったのである。思考の働きを十分に理解していなかった頃は、何度も気持ちを落ち着かせなければならず、仕事を先延ばしにしたり、失敗を繰り返したり、やらなくてもよい時間つぶしの仕事をすることに、多くの時間を費やしてきた。また、ある仕事を自分よりその仕事に向いている誰かにやってもらうことに、抵抗があった。それはその仕事を手放したくなかったからでもあり、ただ単に、自分でやったほうが早いと考えたからでもあった。やらなくてはならない仕事のことを考えれば考えるほど、疲労を感じ、くじけ、しかも、成果は上がらなかった。

分析的思考に陥ったまま先のことを考えると、ほかの仕事をしているときも、やらなければならないことを頭の中で繰り返し考え、疲れ切ってしまう。ストレスによって感じる疲労感の大部分は、実際の仕事からではなく、しなければならないことを考えることから生まれるのである。朝、目を覚ましてベッドのなかでその日のスケジュールを思い浮かべ、起き上がる前からもう疲れてしまった、という経験はないだろうか？　こうした不必要な考えが、わたしたちから休息や、楽しみ、気楽さを奪い取るのである。こんなとき、わたしたちが、自分の考え方に気づくことができたら、心の健康を取り戻し、より知的な思考法を用いることができるようになる。その思考法には、最高のタイムマネージメントシステム——ゆとりを持ちゆっくり進むこと——が内蔵されている。

ゆとりを持ってゆっくり進むということは、一度に多くのことをやりすぎない、ということである。思案し、優先順位を決め、人の話に耳を傾ける時間をとることである。大工の古いことわざに、「二度測って、一度で切れ」という言葉があるが、これは、ゆっくり進むことの哲学を簡潔に言いあらわしている。これはつまり、視野を広く持ちつづけながらその時々に適切に対処していくことである。ジョセフは数年前、ある友人とログキャビンを建てたことがある。この友人は、熟練した技術の持ち主だったが、仕事はとても遅いように見えた。ジョセフは時々、この友人の鈍重さにイライラすることもあったが、時が経つにつれ、鈍重さのなかに隠された知恵に気づくようになった。この男は、一つ一つの仕事をするとき、考えられる最もよい方法を見つけ出すまで、思案しつづけるのだった。さらにいえば、この友人は仕事をやり直すことはほとんどなかった。材料を無駄にすることもなかった。だから、費用も低く抑えられた。もう一つ付け加えると、ジョセフはこの友人との仕事を心から楽しむことができたのである。当時は、ログハウスの建築がなぜこれほど楽しいのか、ジョセフにはわからなかった。しかし今になってみれば、その理由は明らかである。それは二人が、目の前の時間に集中して仕事をしていたからである。しかも皮肉なことに、この友人は、ほかの大工よりも速いとはいわないまでも、同じくらいのスピードで、すべての仕事を片づけたのである。

ゆっくりと進んでいるとき、わたしたちは知恵を働かせ、その場に何が必要かを考えて自分を変えることができる。また、人の協力を得るにはどうすればよいかがわかってくる。「今」に目を向けてゆっくり生きることによって、落ち着きや幸福を感じられるようになり、しかも高い生産性や人生の成功をも手にすることができるのだ。

職場での人間関係

ほとんど例外なく、たいていの人々は、少なくとも人生の一時期を他人と一緒に仕事をしながら過ごしている。職場での人間関係がうまくいかなければ、生産性や効率が落ち、チームワークが乱れ、顧客へのサービスも低下する。すべてのスムーズな人間関係の基礎となるのは、尊敬や信頼であり、温かい心や親切心、それに他人のことをあれこれ批判しない心である。人間関係がうまくいっているとくつろいだ気分になれる。思考の性質を十分に理解していれば、つまり他人の行動をどう受け止めるかは、自分の考え方次第であることに気がつけば、わたしたちは他人の誠意に目をとめることができる。自分が人にどう対応するかは、すべて自分の責任なのだとわかるのである。

信頼感を生み出す

前項で述べたくつろぎの感情を、わたしたちは信頼感と呼んでいる。他人との間に信頼感が結ばれていれば、そのときしなければならないどのようなことも、やりとげることができる。

たとえば新規のプロジェクトについて話し合ったり、争いを解決するなどの困難な状況について、知恵を出し合って解決策を探るといったことがそうである。信頼感はすべての社会的相互関係の潤滑油であるといってもいい。人と人との間に信頼感が欠けていることは、どちらかがやがて感じはじめる否定的な感情——緊張感や不信感、怒り、恐れ、居心地の悪さ、不安——によって明らかになる。信頼感が失われると、わたしたちは気難しくなり、機械的になり、ユーモアをなくしてしまう。さらにまた、仕事への満足感が急激に失われ、生産性も落ちる。他人との間に信頼感があるとき、わたしたちは、「今」に目を向けることができる。心が軽やかで温かくなり、敬意を持って人と接することができる。

ジョセフは少年時代、父親が管理する農場の手伝いをして育った。農場には二人の主任、ガスとポールがいたが、周囲との信頼関係において、非常に対照的だった。ガスは厳しく、行き過ぎとも思えるほど几帳面《きちょうめん》で、部下を信頼しておらず、彼らの仕事のきつさを想像してみるだけでまるでわかっていなかった。一方、ポールは働き者の手本のような男で、必要なときにはいつでも手を貸した。部下に仕事を任せ、何か失敗があったときには、辛抱強い態度で、部下の失敗を正してやった。

ガスの部下たちは、しょっちゅう失敗し、仕事に出てこないこともあった。ガスがその場にいなければ、誰一人、本気で働こうとはせず、一日はだらだらといつまでも続くように感じられた。ポールの部下たちは楽しんで仕事をした。高い生産性を維持することができ、毎日がかけ足で過ぎていった。

ポールとガスの相違点は、部下との信頼感の有無だった。仕事に対するひたむきさはどちらも同じだったが、ガスは部下を否定的に見ていた。愚かで、自分より劣り、信頼できず、能力がないと考えていた。ポールは、部下はよい仕事をしたがっているのだと好意的に考え、彼らと一緒に仕事をすることを楽しんでいた。自分も彼らの仲間だと感じていた。二人の主任はジョセフに信頼感の大切さを教えた。一人はそれを実践してみせることによって、もう一人は、それを欠くことによって。

チームワークを実感する

「今」に集中することが、同僚との間に信頼関係を築く鍵《かぎ》である。共通の目標に向かって力を合わせているとき、わたしたちは相手の話に耳を傾け、素晴らしいコミュニケーションを成立させ、一体感やチームワークを実感することができるようになる。

一九九五年にオクラホマシティで起きた連邦ビル爆破事件の際に活躍したレスキュー隊員の一人が、その翌年、当時の様子をインタビューされている。彼は事件当時のことを、なつかしそうに語った。

「おかしいと思われるでしょうが、わたしはあのときの集中して過ごした時間を忘れられないのです。二四時間ぶっ通しで作業を続けましたが、みんなが一つの目的に向かって一丸となって働いている、という充実感がありました。疲れたそぶりを見せる者など、一人もいませんでした」。彼が言っているのは、状況がどれほど恐ろしいものであっても、誰かと互いにその場に存在し合うことによってもたらされる喜びのことである。

子どもの頃の記憶で、ジョセフの心に最も強く残っているのは、その頃住んでいたミネソタ州東部の小さな町が洪水になったときのことである。町中の人々が本当に一人残らず、どしゃ降りの冷たい雨の中を、一晩中寝ずに過ごした。老若男女、すべての住民が、さまざまな方法で自分たちの町を救おうと必死に闘ったのである。何もなければ見知らぬ者同士であったはずの人々が、力を合わせて働き、素晴らしいチームとなり、共通の目標に向かって努力した。

共通の目標を持ち、力を合わせることを実感するために、危機をつくり出す必要はない。これは、「今」に集中することによって自然と得られる結果なのである。流動的に考えているとき、わたしたちはごく自然に他人と力を合わせることができる。その集中力を職場での人間関係にも持ち込めばよいのである。その場に集中するためには、あれこれ考えて注意が散漫になることを避けることが大切である。会議中であれ、休憩中であれ、難しい話し合いの最中であれ、その場に心を向け同僚と力を合わせていくことが必要なのである。「今」に目を向けてゆっくり生きることによって、わたしたちは職場でも、人と力を合わせ、共通の目標に向かって進んでいくことができるようになるのだ。

なぜ衝突が生まれるのか

どの人も、それぞれ違った見方で人生を見ている。そしてわたしたちの人生の体験は、そのそれぞれに異なる考え方によって生み出されたものなのである。だから人と人との間の信頼感が失われると、意見の違いをお互いを高め合うために利用することができなくなり、不和や仲たがいを生み出すことになる。

人生をさまざまな観点から眺めることによって、わたしたちは物事を見る目を養い、より広く、より深く、物事を受け止められるようになるはずなのだ。お互いの違いを気にせず、相手の話に耳を傾けることによって、狭くなった視野を広げることができる。進化し、変化し、成長することができるのである。仕事の場でいえば、スタッフの一人一人が独自の考えを出し合うことによって、組織全体の成功に貢献できるのである。

しかし不幸なことに、わたしたちの意見の違いは、あまりにもしばしば、対立や議論、敵意、あるいは膠着《こうちゃく》状態を引き起こしてしまう。それは、自分の考え方に気づいて理解する力が不足している人々が、自分とは異なる意見を、自分の力や権威を脅かし、あるいは自分の値打ちを下げるものだと受け止めてしまうからだ。しかし、自分の考え方に気づく力を持っている人々は、意見の違いをおもしろいと感じ、ほかの人の物事の受け止め方に興味を抱くようになるものなのである。

たとえば、ある社員が、棚卸しシステムについての時間と経費の節約になるアイディアを提案してきたとする。自分の考え方に気づく力を十分に備えている上司の場合には、まずは口出ししないで部下の話を聞き、たとえそれがすでに試されたことのある考えですぐに効果をあらわすとは考えられないときでも、新しいアイディアを受け入れる姿勢を示すだろう。そのことによって部下は、上司から敬意を払われていると感じ、高く評価され、意見を求められていると考える。たとえ、最終的に意見が却下されても、その感じ方は変わらない。上司は、部下のアイディアの根拠を知るためにいくつか質問をし、部下からよいアイディアを引き出そうとする。またこの社員は、経費を削減し、あるいは利益を増加させる提案をしたことを評価されて、金銭的な報酬を与えられるかもしれない。これがチームワークというものである。

一方、自分の考え方に気づく力が不足している上司は、誰かに先を越され、よいアイディアを思いつかれることを恐れる。こういう上司は、部下の案をひねりつぶしてしまうだろう。自分が部下よりも劣ると思われることを恐れるからである。上司は部下の話を聞こうとしなくなり、部下たちも、仕事を効率化するための工夫をしようという気がなくなってくる。人は、評価されていないと感じたとたんに、創造的知性を発揮できなくなるからである。

組織のなかでは、さまざまなレベルで意見の対立が起こりうる。社員同士の仲たがいの原因は、意見の対立への対処の仕方を知らないことなのである。結婚生活において、信頼関係が失われると、二人の違いばかりが浮き彫りにされ、共通の興味は忘れ去られてしまうのと同じである。相手への敬意や信用や、お互いの間の信頼感が失われると、前向きに考えることができなくなり、公然とであれ、ひそかにであれ意見の対立が起こる。この種の対立は、組織の成功や土台を蝕《むしば》み、組織を破滅に導きさえする。組織として自分たちの考え方に気づき理解する力が不足している場合には、意見の対立は組織の繁栄を脅かすものなのである。一方、その力が十分にある場合には、意見の対立は進化や成長、成功の源となる。

次に挙げる事柄は、意見の対立と上手に付き合うための、五つの方法である。

①違いを肯定し、興味深くためになるものだと考え、組織の運営という創造的な過程にとって大切なものだと考える。

②もしも同僚との間で意見が対立してしまったら、五章で説明した心と心のコミュニケー

ションの方法をためしてみるとよい。流動的思考に切り替え、時期も、相手の気持ちも適切であることを確かめ、相手の話に耳を傾け、お互いの信頼感を保ちつづければよいのである。

③意見の食い違いにばかり目を向けず、意見が一致しているところを探し出す。

④前向きな心を失わず、肯定的な考えを持つ。それができないときには、問題をしばらく放っておき、あとから考え直す。

⑤自分の考え方に気づいて理解する力を維持する。そうすれば、一人一人の意見の寄せ集めの解決策ではなく、より効果的な解決策を思いつくことができるだろう（この点に関しては、「よい会議、悪い会議の違い」の項で詳しく説明する）。

棲《す》み分けのコツ

どのような組織であれ、前向きに運営していくために欠くことのできないのが、責任や役割分担、またある行為が社会的に許されるものであるかどうかについて、はっきりとした境界線を定めることである。この仕事は、ほかの人の仕事じゃないだろうか？　自分の仕事を、同僚に肩代わりしてもらってはいけないのだろうか？　ある問題について、上司に意見を言ってもいいものだろうか？　あの人と恋をしてはいけないのかしら？　これらはすべて役割分担に関する疑問である。セクシャルハラスメントや、人種差別、コミュニケーションといった特殊な問題については、多くの職場で、すでに棲み分けができている。

流動的思考法で考えてみるとこれらの問題は扱いやすくなる。人間関係がどこかうまくいっていなかったり、適切でないとき、わたしたちは本能的にそれを感じとることができる。その感覚を信じ、それに従って行動すれば、境界線を越えてしまうことは避けられるのである。一例を挙げよう。

サンドラとトムは、大企業の経理課で同じ仕事を担当していた。二人はこれまで、お互いの仕事を助け合いながらやってきた。しかし、サンドラが（個人的な問題で頭がいっぱいになっていたために）、自分でも気づかぬうちにトムの人の良さを利用しはじめた。トムはやがて、自分ばかりが不当に多くの仕事を与えられていることに気づいた。しかしトムは、そのことで恨みをため込むようなことはせず、自分がどう感じているかをありのままにサンドラに話した。サンドラはトムにばかり仕事を押しつけていたことに気づき、トムに謝罪し、自分に与えられた仕事をきちんとするように努力した。

もう少し込み入った状況としては、こういう例がある。ガリー（主任）は、ゲイル（助手）に、自分の小切手帳の管理を任せ、その仕事を会社の勤務時間中にさせていた。ガリーは小切手帳の管理が苦手で、たいして忙しくないゲイルにやらせても、別に構わないだろうと考えていた。しかしゲイルはとても困っていた。自分がやるべき仕事ではないと感じているのに、上司はやってくれと言う。ゲイルは、問題をしばらく放っておくことにした。流動的な思考が浮かび、問題を解決してくれるのを待つことにしたのだ。流動的に考えるとき、わたしたちはすべての要素を考慮に入れることができる。その仕事の重要性はどの程度のものか、どのようなタイミングでボスに話をするのがよいか、話をどのように持ち出すか、といったことである。そして、絶好のタイミングが訪れたとき、ゲイルはボスに話を切り出した。ガリーは、初めはゲイルの言葉に困惑し、心を閉ざしかけた。しかしもともと自分の考え方に気づける力を持っていたガリーは、彼女の言葉を真摯《しんし》に受け止め、ほかにも、社会通念からはずれたことをしていないか反省してみた。流動性思考は、役割分担という微妙な問題をどのように扱えばよいかを示す、レーダーなのである。

二人の間で意見が対立したとき、片方が自分の考え方に気づく力を持ち、もう一方にその力が不足している場合もある。そんなとき、どうすればいいのだろう？　場合によっては、ほかの従業員や同僚といった、第三者を間に立てるのもよいだろう。あるいはまた、状況が落ち着くのを待ったほうがよい場合もあるかもしれない。しかしいずれにせよ、難しい状況に陥ったときには、流動的に考えることによって適切な答えが得られるものなのである。

困った人々とどう付き合うか

心の健康を保ち、前向きな心を持っていれば、困った人々との付き合いも、どしゃ降りの雨のなかを、防水加工のレインコートに身を固めて歩くように苦にならない。激しい雨もあなたにはほとんど影響しない。あなたは、他人の言動を、自分に向けられたものではないように考えることができる。たとえそれがあなたに向けられていても。たとえば、もしあなたの同僚に、自分の考え方に気づくことができず、やることなすこと人をイライラさせる人がいたとしても、あなたは「彼女に悪意はないんだ」と考えることができる。あるいはまた、イライラさせられるような状況のなかにも、ユーモアを見つけることができるのである。

著者がコンサルタントをしていたある会社に、社員の大半から嫌われている女性がいた。彼女には陰湿なところがあり、誰の行動に対してもひどく批判的で、スタッフ会議でもつねに否定的な意見を出した。そして、新しい意見が出るたびにいつも彼女一人だけ頑強なまでに反対していた。

だが、自分の考え方に気づいて理解する訓練を受けると、社員たちのなかにも、彼女を別の見方で眺められる人々が出てきた。健康上の問題や、個人的な問題で、彼女が辛《つら》い思いをしていることを理解するようになった。そして、彼女の行動は、自分たちに向けられたものではないことにも気づくようになった。すると、否定的な性格にも寛大になれた。

そしてよくあることだが、まわりが寛大になると、彼女の痛烈な批判も、少しずつなりをひそめはじめたのである。そのうちに彼女は、自分がいかに気難しい人間であったかに気づき、同僚に助けを求めるようになった。大部分の社員は、その申し出に前向きに応じた。

次に掲げるのは、職場での困った人々と付き合うときの、四つの心構えである。

①相手の行為の奥にある、心の健康に目を向ける。すると相手も前向きに考えるようになる。

②相手を思いやる。気分が落ち込んでいたり、あるいは大変な時期を経験しているのかもしれないと考えてみる。

③相手に対して批判的にならず、過剰に反応しないことは、何よりも、自分自身のためなのだと知る。自分の感情と付き合わなければならないのは、自分自身なのだから。

④どうすればよいのかわからないときは、本当に人の話を聞く気持ちがあるのだろうかと自分に問い直してみるとよい。流動的思考をしながら人の話を聞くことによって、答えはすぐに出てくる。

感情をコントロールするためには

先に述べたように、気持ちの波はわたしたちの思考の質の揺らぎである。人の気持ちに波があるのは当然のことなのである。心の天気といってもいい。会社の玄関に心を捨てない限り、気持ちの波は働いている間もわたしたちにつきまとう。自分だけでなく、あらゆる人の気持ちの波に上手に付き合う術を身につければ、人生という航海をよりスムーズに続けることができる。
職場での気持ちの波の問題について、覚えておくべき重要な事柄は次の二つである。
①自分の気持ちの波をよく理解すること。自分の感情の声に耳を傾け、それを羅針盤がわりにすることによって、わたしたちはいつ気分が落ち込んだのかを知ることができる。すでに述べたように、わたしたちは、気持ちが落ち込んだり気持ちに張りが出てきたりするのは、周囲のせいだと考えている。休暇に入る前に仕事を仕上げるよう指示されたこと、上司の怒りが爆発したこと、あるいは誰かのせいで遅刻してしまったこと。気分がくさくさするのは、すべてこうした出来事のせいだと考えてしまうのである。
しかし、自分の気分とその原因である自分の考えに責任を持てるようになれたとき、わたしたちは心の天気を変える方向に歩み出すことができる。そして、自分の気持ちの波に上手に対処できるようになる。つまり、落ち込んでいるときにはできるだけ重要な決断をしないように心がけ、やる気が湧《わ》いてくるのを待って得意先を訪問し、元気が出てきてから昇給（あるいは休暇）を申請するといったことである。気持ちの波をよく理解し、それに従って行動することは、その日の天気にふさわしい服装をすることに似ている。傘を忘れてはいけない。

②他人の気持ちに波があることをも理解し、それが自分に向けられたものだと勘違いしないこと。他人の気持ちの波に気づくようになると、わたしたちは天気予報を聞いてからその日の服装を決めるのと同じ要領で、相手の気分に合わせられるようになる。これは、他人の気分に左右されることとは違う。ただ、人の気持ちを配慮するということなのである。

たとえばサリーという女性が、秘書の機嫌がいつになく悪いのに気がついたとする。するとサリーは、四半期ごとの見直しのスケジュールを決めるのは、秘書の機嫌がよくなってからにしようと考える。機嫌のよいときのほうが、秘書も評価を素直に受け入れられるだろうと考えたからである。

他人の不機嫌の理由をいちいち詮索《せんさく》してはいけない。生きている限り、気持ちに波があるのは当然である。また人が不機嫌だからといって、批判してはいけない。過去二四時間のうちには、あなたも不機嫌な顔をしていたことがあるはずだ。何よりも大切なことは、人の不機嫌を、自分に向けられたものだと考えないことである。たとえ相手が、不機嫌な気分のせいであなたを責めたとしても。あなたは、あなたの行動に責任を持てばいい。しかし相手があなたの行動をどう考えるかは、あなたの責任ではないのだ。言葉を変えれば、天気によって服装を決めるのはあなたの責任だが、天気そのものについて責任を持つ必要はないのである。

ためしてみよう⑥……相手の気持ちを考えよう

この次、職場の誰かが不機嫌な顔をしていたら、自分がその人の立場だったらどうだろう、と想像してみよう。もしその人の立場だったら、あなたは相手にどうしてもらいたいだろう?

相手を思った意見の仕方

時々、同じ社員同士の間で相手に意見しなければならないことがある。正式な見直しの一環として意見する場合もあれば、ちょっと気づいたことを注意するという程度のこともある。また、誰かが自分の仕事をし忘れていることを指摘しなければならないこともある。人間関係の章で述べたように、人に意見を述べる際、非常に大切なことは、その人との間に信頼関係が築かれていることと、相手の気持ちを確かめておくことである。相手の気持ちを確かめることには、二つの利点がある。

①相手に、人の話を聞き入れる心構えができていることを確かめる。
②相手にこちらの敬意を伝えることができる。

「自分が上司なのだから、相手の気持ちなど確かめる必要はない」とあなたは考えるかもしれない。しかし、相手に聞く気がないのなら、ほとんど何も伝わらないのも同然なのである。

意見しなければならないことの内容は、ごく些細《ささい》な問題から、ある仕事に誰かが向いていないことを告げる重大な問題までさまざまである。問題が重大であればあるほど、信頼関係をしっかり結び、相手の気持ちを確かめることが大切になってくる。そのことさえきちんと理解しておけば、それは麻酔のように効き目をあらわし、ほとんど苦痛を感じさせることなく、大きな手術を終えることができる。そして、失敗が何日も何週間も続き、生産性が低迷しつづけることを防ぐことができるのである。

ある状況を設定し、それを自分の考え方に気づく理解力がある場合と、理解力が不足している場合の二通りに分けて、それぞれどのような経過をたどるか考えてみよう。部長のジョーは、その日の取締役会議で使うために提出するように言っておいた報告書が、今朝になってもまだ書類受けに入っていないことに気づいた。ジョーは、主任のカルメンが、机の上に報告書を提出しているものだとばかり考えていたのだ。もしジョーの理解力が不足していたら、カルメンが入ってくるのを見つけるやいなや、報告書が遅れていることについて、詰問するだろう。「知ってるだろう？　取締役会は今日なんだ。二時の会議に報告書が間に合わなければ、わたしは笑い者だ！」。そして、不意をつかれたカルメンは、たちまち防御的になり、腹をたてることになる。コンピュータが故障したことを説明しようとしたが、ジョーは聞く耳を持たなかった。今度はカルメンが、秘書のメアリーに向かって、「報告書はまだ？」と大声を上げた。メアリーは、二時までに仕上げるつもりで、仕事に取りかかっていたのだ。今度はメアリーが傷つき、新しい顧客の目の前で泣きだしてしまった。客は考えた。「どうなってるんだ、この会社は？」。こうしたことはすべて、ほんの少し時間をとって、ある程度の信頼関係を結べば避けられることなのである。

一方、もしもジョーが、自分の考え方に気づく理解力を備えていたとしたらどうだろう。ジョーは、その日の会議に必要な報告書がまだ出ていないことにまず気づく。カルメンが部屋に入ってきたのを目にすると、ちょっと話があるので五分間時間を割いてくれないか、と尋ねてみる。カルメンは、今は忙しいけれど、大切な話なら聞きましょう、と答える。ジョーは、落ち着いた口調で報告書のことを持ち出し、報告書が今どうなっているのか、どのような対応策がとられているのかを、説明するように求める（けっして決めつけるような言い方はしない）。カルメンは、昨日コンピュータが故障したことを話し、けれど報告書は二時までには必ず間に合うと請け合った。ジョーはホッとし、カルメンによくやってくれた、と感謝した。カルメンは、自分の努力が認められたと感じ、メアリーに、昨夜の残業の労をねぎらう言葉をかけ、柔らかい口調で、報告書の期限を確認した。メアリーは、にこやかな態度で客に接することができ、客は、「なんて雰囲気のいい会社なんだ」と考える。

意見や批評を述べることは、優れた組織を運営していくためには必要不可欠である。信頼関係を築き、相手の気持ちを確かめたうえで意見を述べれば、正すべきことを正すことができるばかりでなく、前向きな心や勤労意欲、それにチームワークを高めることができる。

あらゆる職場の人間関係において大切なことは、まずは自分をよく理解すること——自分の考え方に気づくことなのだ。心の健康を保つことができれば、協力し、強調し、共働することができる。これこそ、素晴らしいチームワークを生み出す秘訣である。

良い会議、悪い会議の違い

会議には、いくつもの目的がある。新しい考えや目標、情報を伝えること、従業員を鼓舞し、やる気を起こさせ、問題を解決すること。方針や計画、新しい方法について合意に達することや、あるいはまた、ある一つの仕事についてチームを結成することを目的とする場合もある。上手に運営された会議は面白味があり、目的を効果的に達成する。出席者に活気と刺激を与え、お互いに対して前向きな感情を持たせる。一方、非効率的な会議は出席者の活力を奪い、お互いの間の距離をさらに広げ、目的を達成することもできない。効率的な会議と、非効率的な会議の違いはどこにあるのだろう？

組織に属する多くの人々が、仕事のなかでも最悪なのは、多くの、だらだらと長びく非生産的な会議に出席しなくてはならないことだとこぼしている。こうした会議は、たいていの場合、厳粛な調子で進められ何も結果を出さずに終わるか、あるいは、口論になって出席者同士が互いに腹をたて合い、冷ややかで非協調的な雰囲気のうちに終わるか、のどちらかである。非生産的な会議は、たいてい分析的思考で進められる。そこでは、本当に人の話を聞いている人はほとんどいない。出席者たちは、人の話に割り込むか、あるいは自分の意見を述べる機会を、狙《ねら》いつづけているだけである。企業社会で風刺的に言われている冗談に、こんなものがある。そんな会議には一人だけ出席させておけば十分だ。何が話されるかは、行く前からわかっているのだから。

覚えておかなくてはならないことは、分析的思考では、わたしたちはもっぱら記憶をもとに考えているということだ。だから、新しい考えなど浮かんでくるはずもないのだ。話し合いは堂々めぐりに終わりやすく、自分のエゴに基づいた一方的なものになりがちだ。その結果、退屈なものになり、集中力のなさが目立ち、話がわき道にそれやすくなる。

効率的で刺激的な会議では、出席者は自分の考え方に気づく理解力を持っている。会議は、お互いを尊重し合いながら、受容的な雰囲気のなかで前向きに進められる。誰もが、話すより聞くことに力を注ぎ、順番を待って発言する。それができるのは、出席者が流動的思考法でものを考えているからである。この思考法は人の話をきちんと聞く技術と、創造性豊かに対応的に考える力をわたしたちに発揮させる。人と意見が一致する点、共通点に目を向けさせる。会議の出席者が流動的思考をしていれば、個人的な意見や信念、あるいは自分の力を誇示しようとする態度は見受けられなくなってくる。

効率的に運営されている会議では、出席している人たちは相手の意見にまさる意見を出そうとする。これは競争ではなく、お互いの意見をよりよいものにし、話し合いをより明確な、まとまりのあるものにしていくためである。もちろん分析的思考が必要な場合も必ずある。関連する情報を記憶のなかから探り出さなくてはならないこともあるし、計算をしたり、計画を立てなくてはならないこともある。しかし普段は、出席者は創造的で知性的な思考法を用いているのだ。十分な理解力のもとに会議を進める。つまり流動的思考で会議を運営するための指針を次に見ていこう。

①前向きで活気に溢《あふ》れた、受容的な雰囲気で——流動的に——会議を進めること（適切な雰囲気が失われつつあることを知らせる「雰囲気チェッカー」を指名すればよいとあなたは考えるかもしれない）。

②意見の不一致よりも、意見が一致する点に目を向けること。意見の不一致は必ずあるが、そのために会議の進行を止めてしまってはいけない。

③人の話を聞いているときに、何か考えが浮かんでも、考え込まないで忘れてしまうこと。その考えにいつまでもこだわっていてはいけない。人の話を聞くことができなくなってしまう。

④他人のアイディアに批判的な目を向けたり、判断しようとするのではなく興味を持って眺めよう。そうすると、人も自分も、より深く流動的に考えられるようになる。
⑤わからない、と認めることも、一つの選択であることを受け入れよう。あなたにも、グループ全体にも、今のところ結論がわかっていないことを認めよう。そして、やがて結論が見つかることを信じるのだ。

参加者全員が自分の考え方に気づいているような会議の開ける職場で、すべての人が働いているわけではないし、またそれをすべての人が望んでいるわけでもない。もしも、分析的思考と流動的思考の違いを知っているのがあなた一人だったとしたら、どうすればよいのだろう? 答えはこうである。たとえたった一人でも、出席者のなかに流動的思考を続けている人がいれば、すべての出席者に落ち着きを与え、前向きな影響を与えることができるのである。みんなが分析的思考から抜け出せなくなっているときに、流動的に考えて人の話を聞くことができれば、あなたはグループの人すべてを落ち着かせることができる。そのうち流動的な考え方がみんなの間に浸透していくかもしれない。あるいは、現在グループ内に存在する意見の不一致を帳消しにするような考えを、あなたが思いつくかもしれない。広い視野と、落ち着きを保ちつづける人が一人でもいれば、グループを率いる力となり、あるいはグループに前向きな影響を与えることができるのである。

ためしてみよう⑦……雰囲気をチェックしよう

こんど会議に参加したら、「雰囲気チェッカー」を指名することを提案してみよう。それが適切でないと思われたり、不可能な場合には、こっそりと自分で雰囲気チェッカーの役割を果たしてみよう。雰囲気が悪くなると、会議の生産性はどう変化するだろうか？

決断するときは流動的思考で

振り返って正しい判断だったと思えるような決断をするには、どうすればよいのだろう？　不確実な要素があまりにも多い事柄、たとえば、ある製品の将来の市場性といったことを判断するには、どうすればよいのだろう？　物事について湧《わ》きあがる本能的な感情を、どの程度重んじればよいのだろう？　自分の判断が正しいことを確信できる方法など、一体あるのだろうか？　自分の考え方が間違っていないか気を配りながら決断するには、どうしたらよいのだろうか？

何かを決断する前に、可能な限りの情報を集めることは、もちろん有益なことである。さまざまな事実を収集することは重要である。しかし不幸なことに、あらゆる市場調査を尽くし、診断的な情報を得、他の有力な団体や専門家からの情報を手に入れても、正しい判断を下すために必要なすべての情報がそろったとはいえない場合がある。決断をしようとする人にとって肝心なのは、分析的思考と流動的思考の両方を使い分け、考えられる最高の決断をすることなのである。

不確かな要素が何もない場合の決断には、分析的思考法が適している。息子が必要な教育を受ける資金を出してやれるほど、家は生活費に余裕があるだろうか？　こういった種類の決断には、頭を悩ませる必要はない。情報を入力すれば、答えは出てくる。

しかし、難しい判断になると、すべての情報がわかっているわけではない。すぐ手に入る情報ではない場合もあれば、まだその情報自体が存在していない場合もある。こうした決断には、流動的思考が適している。流動的思考法では、心の奥にある知性を働かせ、わかっていることを——わかっていないことも——すべて考慮に入れて、正しいと感じられる決断を下すのである。この知性の働きを、勘という言葉で呼ぶ人々もいる。ジョセフの父親は一九九五年に亡くなったが、事業主として大きな成功を収めた人物だった。どんなに複雑な問題でも、十分に吟味しすぐに解決策を見出すことのできる、研ぎ澄まされた能力の持ち主だった。同じ意見を持つ人がほかにいない場合もしばしばあったが、彼は自分の判断に自信を持っていた。そして非常に多くの場合、彼の判断が正しかった。葬儀の際にも、弔辞を述べる人のほとんどが、その決断力の素晴らしさを話題にした。どの農場を買うべきか、今年はどの品種の木を何本買えばよいか、といった相談を人々から受けると、ジョセフの父親はたいてい、あっさりとこう答えた。「常識で判断すればいいのさ」。創造的知性のことを、ジョセフの父は常識という言葉で表現したのである。

それでは、流動的思考によって決断を下すためには、どうすればよいのだろうか？　流動的思考に近づくには、次の三つの段階がある。

第一段階…答えがわからないことを認めること。それには謙虚な心と、ある事柄についてすぐに答えを出せなくても、そのことについて人がどう思うかを気にしない態度が必要である。わからないことを認めることは、流動的思考への第一歩である。わからなければならない、とプレッシャーを感じることは、分析的思考にギアを入れ替えることであり、自分の考えから抜け出せなくなるのを奨励するようなものである。

第二段階…持っているすべての判断材料と心に浮かんだ疑問のすべてを、シチュー鍋《なべ》に入れて煮込んでみる。たとえば、あなたの組織の重要な地位に人を雇い入れることになり、どの候補者が最もふさわしいかを決めなければならないとする。あなたは、「この仕事に適しているのはどんなタイプの人だろう？　この地位にふさわしいのは、どのような性格特性なのだろう？　プレッシャーがあるとき、この人ならどんな行動をとるだろう？」といった疑問をシチュー鍋に放り込んで煮込むだけでいいのである。

もちろんあなたは、候補者のなかから最もふさわしい人物を選ぶために、確実な調査を行い、一人一人に何度も面接するだろう。そして、広範囲にわたる経歴調査と照会を行う。しかしこうした情報をすべて収集したあとは、頭の中で事実をあれこれこね回すよりも、心の中のシチュー鍋に入れて火にかけ、あとは忘れてしまえばよいのだ。その問題のことが頭に浮かんでくるたびに優しく鍋のなかに戻してやる。鋭い勘が働くようになるまで、それを繰り返せばよい。勘というのはある種の確信であって、分析することから生まれることはない。流動的思考からのみ生み出すことのできるものである。シチュー鍋には決断を下す期限さえも入れることができる。シチュー鍋の思考は時間的要素も考慮に入れることができるのである。

第三段階：シチュー鍋を使いこなせるかどうかは、流動的思考の力をどれだけ信じられるかに直接関わりがあることを覚えておく。シチュー鍋を効率的に使うことは、問題について考えないようにすることとほとんど同じであり、あなたがどれだけ自分の考え方に気づく力を持っているかに直接関わってくる。

例を挙げて、このことを説明してみよう。ジョンは、ある工学研究を専門とする企業の課長である。社内でも急成長している分野で、新規事業を始めることになり、そのプロジェクトマネジャーとして、新しい人材を雇い入れなくてはならない。六カ月に及ぶ面接と経歴審査、スタッフとの話し合いを経ても、どの候補者が最も適任かということについて、スタッフのなかで意見が分かれている。ジョンは、その最終決定をしなくてはならないのである。ジョンには、週末に釣りに出かける予定があり、その出先で、職場から離れて人選について考えてみることにした。

ジョンは、じっくり考えるということは、頭の中をかき回して決断を引き出そうとするのではなく、リラックスした考え方をしながら、心に何かが浮かんだり消えたりするのをそのままにしておくことだとわかっている。流動的思考により深く入り込み、リラックスすればするほど、自分がどう決断するべきかわかってくる。ジョンはとうとう、これだ、という答えを見つけた。会社に戻ると、決断の内容を、自信を持ってチームのスタッフに伝えた。決断は、必ずしも幾晩もの眠れない夜の産物ではない。落ち着いた、迷いのない確信から生まれるものなのである。

仕事を先送りにしないために

わたしたちは本章の最後の部分に入るまで、仕事と期限の関係について触れなかった。おそらく、職場で多くの仕事が先送りにされているのと同じように、わたしたちも、期限について書くことを先送りにしてきたのだ。期限があるということが、職場のストレスの一番の原因になっていることは、めずらしいことではない。なぜそれほどまでに期限は大変なものなのだろう？　わたしたちが、土壇場になるまで腰を据えて報告書を書き、メモを提出しようとしないように見えるのは、なぜなのだろう？

人々が辛《つら》いと不満をもらす期限には、二通りある。自分で決めた期限と、外部から押しつけられた期限である。一方をより大変だと感じる人もいれば、もう一方がより大変だと感じる人々もいる。前の章で述べたように、わたしたちが感じるプレッシャーやストレスは、すべて否定的な考え方の結果なのである。期限を努力しがいのある課題だととらえるか、苦痛だと感じるか、あるいは恐ろしく感じるかは、わたしたちが仕事の期限をどうとらえているかによって決まってくる。

ジョセフは最近、大企業の経理課で働く社員数名に、聞き取り調査をした。一人一人に、仕事の期限をどの程度のストレスと感じているか、また、課としては期限をどのように設定しているかを尋ねた。一人一人の反応は、それぞれの、自分の考え方に気づく力に応じてまるで違っていた。この力が不足している社員は、期限を大きなストレスだと感じ、非常に個人的な受け止め方をしていた。たとえば、課長に思いやりが欠けているのだ、というふうに。一方、そうした力を十分に持っている社員たちは、一年のうちは決まって忙しい時期があって残業も多くなるが、それをストレスと感じることはない、ただ、ちょっと仕事がきついだけだ、と答えた。受け止め方は、そのまま、感じ方につながるのである。

人生は、時間の積み重ねである。しかし、たいていの人に覚えがあるように、わたしたちは一度に非常に多くのことを考えることができる。そうすると、集中力が失われ、気が散りやすくなり、仕事をやりとげることができなくなる。一つのことをしながら、ほかのことを考える、これこそ、仕事を先送りにする行為の本質である。

仕事を先送りにするクセを直し、仕事の期限のプレッシャーとうまく付き合うコツは、できる限り流動的に物事を考えることである。流動的思考をしていれば、短い時間に多くのことをしなければならないときも、ギアを入れ替え、素晴らしい集中力を発揮し、効率的で、創造的な仕事をすることができる。この状態を「絶好調」と呼ぶ人もいる。絶好調のとき、わたしたちは、短時間に非常に多くの仕事をこなすことができ、しかも普段より質の高い仕事ができるのである。

まとめ

この章では、仕事の世界に目を向け、いかに仕事をスマートにするかということを考えてきた。仕事と上手に付き合うコツは、「今」に集中し、知恵を働かせ、落ち着いて仕事に取り組むことだとわかった。また、より広い視野を持ち、効率的に、しかも創造的に仕事をするにはどうすればいいのかということについても考えてきた。自分の考え方に気づいて理解することが、組織や、仕事の世界でどのような意味を持つのか説明してきた。

自分の考え方に気づくことができなければ、時間管理や人間関係、決断、会議、期限といった職場にまつわるすべてのことが、困難で、ストレスを感じさせるものとなる。社員が自分の考え方に気づくようになると、仕事の生産性がぐっと上がり、以前ほどエネルギーを費やさずに、仕事を楽しみ、創造性を発揮することができる、つまり本当の意味での成功を収めることができることを、わたしたちは知った。さらに、わたしたちは、本書で学んだことを、時間管理や人間関係、気持ちの波、意見の仕方、会議の運営法、決断、期限との付き合い方、といったことに応用することも考えた。本章が、あなたが仕事をスマートにし、人生そのものを楽しめるようになるための助けとなることを、わたしたちは希望する。

第七章　あくせくするな、ゆっくり生きよう

つい先頃、リチャードは、ジョギング中にテニスコートのそばを通りかかった。コートでは、二人の男性がそろそろゲームを終えようとしているところだった。片方の男性が、もう一人にこう言った。「もうやめた。ちっとも上達しない」。すると相手は答えた。「でも、好きでテニスをしてるんだろう?」「ああ。だけどそれが何になるんだ? 楽しんでるだけじゃ、何にもならないんだよ」。このようなふうに考えるせいで、この男性はせっかくの余暇を台なしにしている。そして悲しいことに、このような考え方をする人は多いのである。何か得るものがなければ(それがどのようなことであっても構わない)、何事も行う価値がない、というわけである。

多くの人々が最もストレスを感じるのは、休暇中とレジャーを楽しんでいるときである。現代のアメリカ社会は、世界中の文明社会のどの時期とも比べものにならないほど多くの余暇を、つまり自由に使える時間を容認している。ところが、わたしたちがしたこととといえば、何世紀もの歴史を持つ労働についての考え方を余暇に持ち込んだだけなのだ。ゴルフクラブやテニスラケット、釣り竿《ざお》を、誰かが放り出す光景をいたるところで見かけるが、それは、自分の希望や期待どおりの成果が上がらないことに嫌気がさしたためである。余暇の過ごし方を決めるときにも楽しむ目的だけでなく、自分の能力を向上させる目的で選ぶ場合も多い。

休暇中に自分でストレスをつくり出してしまう例として、リチャードの体験を紹介しよう。リチャードは、ごく親しい友人夫妻と、国内旅行に行って戻ってきたばかりである。ところがこの友人夫妻は、休暇のスケジュールに、できるだけ多くの予定を入れようとするのである。それぞれの家族には子どもが二人ずついたが、旅行から帰る頃には、子どもたち四人とも（リチャードと妻も）くたくたに疲れていた。毎日分刻みの予定が組まれ、歴史的な建築物を見学したら、博物館に行き、列車で地方を一巡りしてから、プールで泳ぎ、そのあとレストラン巡りをし、さらにいくつか観光地を回ってホテルに帰る、という調子だった。そして、みんながようやくリラックスする時間を持てたと思うと、二人はすぐに電話をかけはじめ、あるいは、雑誌を隅々まで調べて次の計画を立てる。「次は何がしたい？」、二人は口を開けばそう言った。けれど、リチャードが「何も」と答えたり、「何もしないでただぼんやりしていたい」と答えると、がっかりした表情になり、自分たちと一緒に行動することを、みんなが楽しんでいないと思い込んでしまう。重要なのは、何かをすることなのだ、と彼らは考えているようだった。

このスケジュールにリチャードたちがストレスを感じたのは、そこに盛り込まれた活動の多さのためだけではなかった。忙しさのために、目の前の時間に集中することができなかったからである。まだ来てもいない時のことに――この次の、あるいは次の次の、さらには明日の予定に――どうしても注意が向いてしまうためであった。心が未来に向かっていれば、どのような経験をしても、一つ一つの経験から得られる満足感は、非常に限られてしまう。自分の経験に満足を感じる能力は、あなたが、今、現在にどれほど集中できているかということに直接結び付いている。忘れないでほしい。思考は感情なのである。だから、混乱し、せっかちな考え方をしていれば、混乱し、動揺した感情が生まれてくる。

リチャードたちの休暇の過ごし方は、まさにこれであった。誰もが、次に何が出てくるかに心を奪われすぎて、自分たちがそのとき体験していることに満足を感じられなくなっていた。思い返せば、彼らの会話は、「明日は楽しいぞ」とか「デザートはどこでいただく？」といった言葉でいっぱいだったのだ。

どうか誤解しないでいただきたい。将来のことを思い描いたり、計画を立てたりすること自体は少しも悪いことではない。それはしばしば重要でためになり、楽しいことでもある。問題なのは、あなたの今という時が、将来に関する考えや、今とは関わりがないはずの考えでいっぱいになってしまうことなのだ。意識が今、この時から離れれば離れるほど、あなたはストレスを感じやすくなり、喜びを感じにくくなるのである。

充実した人生の満足感はどこから

あなたが、今、この時を十分に生きているかどうかということと、あなたがどれだけ多くのことをすれば満足できるかということは、密接に関係し合っている。今を十分に生きていなければ、満足感を得るために、より多くの経験を必要とするようになる。反対にいえば、もしあなたの心が今、この時に向いていれば、ほとんど活動しなくても、人生や経験から多くのものを得ていると感じることができる、ということである。経験の一つ一つが、内容の濃い、満足感のあるものに感じられる。たとえば、海外旅行に出かけなくても、ディズニーランドに行かなくても、満たされた気分になることはできる。家の近くの森を心静かに散歩するだけでも、満足感は得られるのである。「今」に心を向ければ、身のまわりのものの美しさにふれて精神を充足させることができ、自分をとりまくものの姿や、音、匂《にお》いに気づくことができる。それでも海外に出かけて、さまざまな心ときめく体験がしたいと、あなたは考えるかもしれない。しかし、それができなかったからといって、すっかりしょげてしまったり、失望してしまうことはないのである。

あなたの心が「今」に向いていなければ――つまり過去や未来のことばかり考えていた

ら、どのような経験をしたところで、充実感を覚えることはできない。その結果、自分を満足させるために、つねにより多くの経験を求めるようになるのだ。公園を散歩していても、それだけではけっして満足できない。散歩しながらスキー旅行の計画を立て、今、この時よりもっと人生が楽しくなるような何かについて考えなければ気がすまない。現在に目を向けることができないために、目の前の素晴らしい景色や、耳に入ってくる音、それに自分の気持ちに気づくことができない。あなたの心は、今、ここにではなく、どこか別の場所にあるのだ。

ここで言いたいのは、いろいろなことに手を出さないほうがよい、ということでもなく、人生から刺激的なことを取り除こうということでもない。むしろ強調したいのは、時間があれば、たいていの人はその時間に何かしなければいけないと考えるものだが、それは現在の経験に満足していないからだ、ということである。もし満足していれば、どうしてわざわざあちこちかけずり回り、よりよいものを探し出そうとするだろうか？　そして、満足感が得られないことの根本的な原因は、わたしたちの注意が、今、現在に向けられていないからである。わたしたちはあまりにも生き急いでいる。その結果、すでに手にしているもの——目の前にあるもの——を見落とし、ほかのものを探そうとしている。まるで、わたしたちは、今、この場所にではなく、どこか別の場所にいるかのように。

「今」にもっと目を向けて生きよう

リチャードが、初めて子どもたちを預け、妻と二人で数日間の旅に出かけたときのことである。二人は一年以上もの間、この特別な日が来るのを夢見ていた。二人は、子どもたちからの逃避行の行く先を、カリフォルニア北部の沿岸地帯にある、ロマンティックで平和な町に決めた。

家を出て車を走らせている間、これが旅行の初日だというのに、二人の話題は子どもたちのことばかりだった。夫婦のどちらも、二人きりで過ごすその時間を大切にしていなかったのだ。一日目は、自分たちの心がそこにないことにも気づかずに過ぎていった。二人が一緒に出かける理由は、ともかく子どもたちから解放され、二人きりになりたいということだった。ところが、いざこうして子どもたちと離れ、地球上で最も美しい場所の一つであるこの町に来てみると、二人はただ、子どものことを考え、子どものことを話題にして時を過ごしているだけである。子どもたちはどうしているだろうと心配し、楽しんでいるだろうかと考える。家族で過ごした時間のこと、つまり、過去の家族旅行のことや、子どもたちが小さかった頃のお気に入りの思い出話、そのほか思いつく限りの子どものことを話題にした。

二日目の旅の途中で、リチャードの妻のクリスが思い出したように言った。「家を出てからもう二四時間以上経つわ。だけどわたしたち、何してきたの？　わたしたちの人生を楽しんでた？　わたしたち、子どもの話しかしてないわ」。クリスもリチャードも、自分たちがしてきたことに気づいた。それからしばらくの間、自分たちの滑稽《こっけい》さを笑い合ったあと、二人が今経験していることに——今、この時に——もっと目を向けようと話し合ったのである。そのあとの日程は、二人がお互いに目を向けるようになり、共に過ごす時間を大切にするようになったために、ずっと楽しく、愛情溢《あふ》れるものになった。

今、この時を満足する

人生で最も大切なのはこの時——今、現在である。本当に、あなたが手にしているのは、今だけなのである。それ以外はすべて、すでに終わってしまったことについてのただの記憶か、まだ来ていない——いつ来るかわからない未来についての、ただの推測にすぎない。

今、この時に集中することと、自分の経験から得られるものがあったと感じることは密接に関連している。「今」を十分に生きることができていれば、つまり自分のしていることに熱中することができれば——あなたは満足感を覚え、一つ一つの経験から何かを得られるようになる。経験が比較的乏しくても、自分の人生を、豊かで充足感に満ちたものだと感じることができる。新しい経験のそれぞれが特別なものに思われ、あなたを驚きと喜びでいっぱいにするのである。

そしてその逆もまた真である。心が今、ここになく、心の落ち着きがなくなり、次のことに目が向いていたり、現在の経験を昔の経験と比べようとしているとき、あなたは、人生を楽しむことを可能にする大切なもの、つまり集中力を失っている。すると人生を楽しむことができなくなり、もちろん満足感も得られないのである。

リチャードが友人たちと過ごした休暇を例にとって考えてみれば、彼らが満足感を得ていなかったことに容易に気づくだろう。彼らは何をやっても十分だと思わず、より楽しいことを必死に探していたのである。しかし、彼らの不満の原因が、彼らの行動そのものでないことははっきりしている。彼らは、みんながうらやましがるようなことを旅行中にたくさん体験したのだから。

問題は、リチャードと友人夫妻が、今、この時を生きていなかった、休暇を十分に楽しんでいなかった、ということである。休暇を存分に楽しんでいたら、ゆとりを持つことが快く感じられ、たくさんの経験をしなくても、一つ一つの経験からより多くのものを得ることができただろう。彼らが犯した過ちは、自分を充足させる素晴らしい経験を、つねに自分の外に求めつづけたことである。自分の経験が、じつはそれ自体で自分たちの糧となり、満足感を与える力を持っていることに気づかなかったことである。今、現在に目を向けることができなかったために、喜びを求めながら、それを手にすることができなかったのだ。

四つの危険信号

余暇を過ごしているとき、わたしたちの心が今、この時から離れてしまっていることを警告する危険信号、あるいは手がかりは四つある。それは、次のことである。

1 退屈を感じるとき。ほかにもっと楽しいことがあるような気がする。退屈は、あなたの心が「今」を離れ、より良いことやより楽しいことを、あるいはより良かったことや、より楽しかったことを求めてさまよっていることを、はっきりと示している。もしあなたの心が、将来のずっと素晴らしいことにばかり向かっていたら、今実際に体験していることは、つまらないことに見えてくる。つい先頃、わたしはある池に出かけ、素晴らしい景色を見ながら弁当を広げていた。そのとき、二人の男性が退屈だとこぼしているのが耳に入ってきた。二人は、またハワイに行けたらどんなに楽しいだろうと話し合っていた。どうやら休暇でハワイに行ってきたばかりらしい。この二人のしていることが、彼らにとってどういう意味を持つか考えてみてほしい。この二人の男性は、よく晴れて暖かい、このうえなく素晴らしい日に、涼しい樫の木陰に腰をおろし、目の前の池に浮かぶ水鳥を眺めている。それなのにもっぱら退屈がるばかりで、どこかよそへ行きたいと願っているのだ。彼らの心はハワイにあって、すでに終わってしまった過去の経験に固執している。

2 将来ばかり考えるとき。余暇を過ごしながら次の休暇の予定を立てている自分に気づいたときには、気をつけたほうがいい。それはあなたの心が今、この時から離れ、流動的思考をすることをやめてしまっていることを示している。もしも、あなたの意識の大部分が、「次は何をしようか?」ということに向けられているとしたら、リラックスして人生を楽しむことなど不可能なのだ。そういうときには、優しく自分の意識を「今」に向け直してやるとよい。

3 リラックスできないとき。余暇を楽しむことの一つの意味は、心と身体を休めることである。休暇中や、週末に出かけているとき、心底疲れを感じるようなことがあったら、それは、あなたがあまりにも人生を急ぎすぎているか、あまりにも多くのことをしすぎている証拠なのである。ゆとりを持ち、リラックスするときが来ている、ということかもしれない。リチャードの休暇の話でも、リチャード一家が、出かける前よりも疲れて帰ってきたということを思い出してほしい。

ところで、いつも先を急ぎ、つねにハイペースで生活している人々が、今に目を向けてゆっくり生きようとすると、最初のうちは疲れを感じ、消耗してしまうこともある。そうした場合には、まず睡眠時間を取り戻すことが必要だ。休息をとることによって、新たな気分でやり直すことができる。

4 欲求不満を感じるとき。テニスの試合で自分の思うようにプレーできなかったからといって腹をたてるのは、あなたの心が、自分のその日のプレーと先週の自分のプレーを、あるいは自分で納得できるプレーを、比べてばかりいるということなのだ。余暇をイライラして過ごすのも同じである。

このことを、わたしたちは「比較の落とし穴」と呼んでいる。あなたの心は、今この時に向いておらず、ゲームを楽しめていない。「今」を、それとはまったく異なる別の時間と比べることは、今、この時から目をそらすことである。経験は一つ一つ異なるものであることを心にとめ、自分が実際に経験していることに集中するよう心がければ、欲求不満は解消し、人生をより楽しむことができるようになるのである。

楽しむことは集中すること

ほとんど誰もが楽しいと感じる、いくつかの一般的な活動について、その共通点をさぐってみよう。

- セックス
- 心のこもった手紙を読むこと
- ロッククライミングやイカダでの川下りなど、爽快な気分になれる活動をするとき
- 映画鑑賞、わくわくするような、あるいは胸を打たれるような本を読むこと

一見したところ、ここに挙げた活動はそれぞれまったく違ったものだと考えられる。セックスと本を読むことには、何の類似点もないように思われる。しかし、別の見方をする

と、この二つには非常に似通ったところがある。そして、その類似性にいったん気がつけば、余暇であれ、それ以外の活動であれ、どのような活動についても、その意味をよく理解し、楽しめるようになるのである。

セックスをしているとき、心がよそに向かっていることはほとんどない。あなたは間違いなくその場に存在し、自分の行為に没頭している。心のこもった手紙に読みふけり、映画の世界に浸りきることも、それと同じ経験を与えてくれる。本の内容に没頭すればするほど、その本の印象は強烈に残る。読書をしているとき、声をかけられても気づかなかった、という経験はあなたにもあるだろう。開いたページの言葉に魅せられたあなたは、普通なら気をとられるはずの光景や物音も受け付けなかったのである。このように集中しきっているとき、その本だけが自分の世界であるかのように思われる。よく本の世界に逃避するといわれるが、それは、その物語の世界にすっかり浸りきることを意味している。そして、それと同じだけの集中力を、人生の一瞬一瞬に注ぐことだってできるのだ。人生という物語にすっかり没頭するために必要なのは、ただ流動的に考えることだけなのである。

セックスの最中に、あなたが相手に向かって、「ねえ、ぼくの書類カバン、どこに置いたか知ってる?」と尋ねたら、どうなるだろう? あなたとあなたのパートナーは、喜びや一体感を、すっかりとはいわないまでも、ほとんど失ってしまうだろう。気をそがれたあなたがたの心は、その場を離れ、それまでしていたことからも離れてしまう。愛する人から届いた心のこもった手紙を読んでいるときにも、同じことは起こりうる。もしも、手紙を読むことに集中せず、二秒ごとに腹のたつ相手のことを思い出していたらどうだろう？　間違いなく、あなたは今現在の体験を台なしにしてしまう。集中力をなくしてしまうのだ。

心のこもった手紙に代表されるような体験そのものがわたしたちの満足感の本当の原因であるなら、注意が散漫になっていても、満足感の感じ方には影響しないはずである。集中していようが気が散っていようが、心がここにあろうがなかろうが、同じだけの喜びを感じられるはずである。しかし、そうではないことをわたしたちは知っている。わたしたちは、「今」に目を向け、今、この時にしていることに集中する能力こそ、前向きな喜びを感じさせる力であることを知った。今、現在に集中すれば、前向きな感情を持つことができ、より多くの喜びと満足感を得ることができるようになるのだ。

刺激的な体験から学ぶ

リチャードの友人に優れたロッククライマーがいる。この友人があるとき、ヨセミテ渓谷での、難しい岩登りにリチャードを誘った。それは、リチャードのそれまでの人生のなかで、最も刺激的な体験だった。安全だといわれていても、これから登ろうとする切り立った崖《がけ》を見上げたときには、さすがに足がふるえた。リチャードは、そのときの張りつめた集中力を、今でもありありと思い出すことができる。よじ登るひと足ひと足が、岩の一つ一つが、どれほど目の前に迫って感じられたことだろう。この日までリチャードは、自分が無事に上まで登れるとは信じられなかった。しかし、それができたのだ。

岩登りのあと、リチャードは友人に、なぜそれほどロッククライミングが好きなのか尋ねてみた。友人が、確信を込めて熱っぽく語った答えは、今でもリチャードの心に強く残っている。

「ぼくが登るのは、その瞬間に心を集中しなければ、絶対に岩は登れないからさ。一瞬一瞬に集中しなくてはならない。心をほかへ向けることはできない。それがすごく楽しいし、人生の他の場面でも、同じように集中することができるようになるんだ」。この友人の答えには、なるほどとうならされる。岩登りをしているとき、リチャードの頭には、仕事のことも、子どもや家族のことも、夕食のおかずのことも、またどのような種類の心配も気がかりもなかった。注意のすべてを、ただ自分の踏み出す一歩に集中し、ほかのことは一切意識しなかったのである。

リチャードは自分の患者にこの話をした。するとこのようなことを言う人もいた。「先生のおっしゃることはわかります。でも、危険にさらされているとき、そんなふうに集中することはそれほど難しいことではありません。もっと普段の生活のなかでは、どうしたらいいのでしょう?」

わたしたちは、山登りをしているときや、ボートの操縦をしているとき、あるいはスキーやサーフィンをしているときだけでなく、ごく普通に余暇を過ごしているときも「今」に完全に集中することができる。それは著者や、著者が調査してきた人々の実感である。結局のところ、どのような体験であれ、喜びを感じさせるのは、体験そのものではなく、わたしたちの考え方なのだ。

こうした特別な活動は、今、この時に目を向けてものを考えることを余儀なくさせる。岩登りをしているとき、あなたには、息子の学校の成績の悪さのことを考える余裕などない。しかし散歩中なら、一時に三つも四つものことを考えることができ、しかも生命を危険にさらすことはない。ただしあなたは、体験の質を、低下の危機にさらしているのである。散歩やジョギングに出かけたり、絵を描くとき、あなたの心がその間に何度別の場所に向かってしまうか、調べてみるとよい。不必要な考えを捨ててしまうことができれば、本当に何でもない一瞬にさえ、多くの喜びを感じることができるのである。

子どもたちが教えてくれる

ある日リチャードは、二人の娘のうちの一人を連れて、海に出かけようとしたが、タイヤにちょっとしたトラブルが起きたので、ガソリンスタンドに寄って修理してもらうことにした。修理を待つ間、リチャードと娘は、近くの公園で遊ぶことにした。しかししばらく遊んでいるうちに、リチャードは落ち着かなくなってきて時計を眺めはじめた。その日の予定を――海に行くことを考えていたのだ。リチャードは、「早く車に戻って海へ行こう、楽しいぞ」と娘を急《せ》かしはじめた。このようなことも言った。「さあいい子だから。すごく楽しいんだぞ、海は」。それに対する娘の答えに、最初リチャードは驚いたが、あとで考えてみると、なるほどと思えた。娘はきっぱりと、「行きたくない。ここで遊んでる」と答えたのだ。正直なところ、彼女はこう感じていた。「どうして、またあの暑い車に戻って、これから二時間もかけて遊びに出かけなきゃいけないの？　こんなに素敵で、日陰もある公園で、パパやほかのお友達とも遊べるっていうのに」

最初に立てた計画に固執することが、不適切で、意味のないことだと言いたいのではない。あなたが本当に望んでいたり、子どもにぜひ体験させたいと考えているなら、それはそれでよい。しかし、ちょっと考えてみてほしい。二歳の娘が嬉《うれ》しそうな顔で砂場に立ち、ほかの子どもたちと遊んだり笑ったりして、夢中で楽しんでいる。砂の城をつくり、水をかけて遊び、ジャングルジムによじ登っている。それより楽しいことがどこにあるだろうか？　それでも父親は、海へ行く計画のことを考えずにはいられない。途方もなく楽しげな目の前の娘と一緒に楽しむことをせず、それよりずっと楽しいはずの何かについて考えているのだ。

一般に、子どもは今を生きる達人である。しかし、その芽を摘み取ってしまうのは簡単だ。「いつかいいこともあるさ」とか「今はまだ、うまくいかないけど」といった言葉を、わたしたちは無意識のうちに、何の罪も感じずに子どもたちに対して言っている。これは、リチャードの娘が父親から受け取ったメッセージと同じである。

今現在に、その場に集中することによって、不思議な力が湧《わ》いてくる。今までとは違う、感謝の心や畏怖《いふ》の心が表に出てくる。「今」に集中して生きることによって、心配や気がかり、欲求不満や後悔が軽減されることをわたしたちはすでに知っている。そして、今の例からわかるように、その場に集中して生きることは、余暇を楽しみ、味わうための鍵《かぎ》でもあるのだ。

あくせくせずに、穏やかな心を持とう

あなたがもっと人生を楽しみたいというのであれば、穏やかな心を持ち、今、この時に集中することが大切である。おそらく、あなたはもう、あれこれ忙しく考えることがどんな気分をもたらすか知っているだろう。辛《つら》く、不安で、くじけそうになる。忙しく考える心には、創造性や新しい考えが入り込む余地はない。せかせかと忙しく考えすぎ、すべての人の行動を、そしてとくに自分の行動を評価しようとする。同じ事実や問題を繰り返し考えつづけ、ある種の決断をするが、それはしばしば、以前にした決断とほとんど変わらないものである。あまりにも忙しく考えすぎる人は、人生を、そして余暇さえも、楽しむことができない。なぜなら、あれこれ考える心は、今、現在にとどまっていられないからである。ほとんどいつも、自分が何をしているのか、そして次に何をするのかを考えつづけているのだ。

退屈を恐れるな

「今」に目を向けてゆっくり生きることをわたしたちが躊躇《ちゅうちょ》する一番の理由は、退屈することを恐れているからである。どんどん前に進み、たくさんのことをしていれば、退屈に悩まずにすむ、とわたしたちは感じている。しかし退屈を引き起こす本当の原因を知れば、あなたは不安を感じずに今に目を向け、ゆっくり生きられるようになる。余暇をより楽しむことができるようになるのである。

現代の生活のなかで、退屈は最もわかりにくく、扱いにくいものである。なぜなら、一見退屈とは無関係に見えるものが、じつは退屈を引き起こしているからである。退屈はむしろ、あまりにもすることが多すぎる状態や、忙しすぎる心と関係があるのだ。

めらめら燃え盛る暖炉の火の前に、愛する人と二人で座った昔のことを思い出してほしい。おそらく何時間もの間、あなたがたは満たされた気分で特別なその時間を過ごしたことだろう。二人はただそこに座っていた。頭の中に渦巻くよけいな考えもなく、前向きに考えていたはずだ。そしてちっとも退屈などしていなかった。流動的に考え、「今」に集中していれば、どんなときでも満足していられる。それが真実なのである。余暇を十分に満喫し、楽しむための鍵は、暖炉の前でより多くの時間を過ごすことではない。前向きな考え方を身につけることなのだ。

今度は、交通渋滞に巻き込まれたときのことを思い出してみよう。たった五分間の渋滞だったにもかかわらず、おそらくあなたはすっかり退屈してしまったはずだ。暖炉の前に座っていたときより、おそらくずっと多くのことがあなたのまわりで起こっていた。それでもたった数分の間に、あなたは退屈を感じてしまう。

なぜだろう？　それは、渋滞のなかでじっと座っている間にも、あなたの心が車の中などではなく、自分がそのときいたいと思うすべての場所のことを考え、やりたいと思うすべてのことを思い浮かべていたからだ。「こんなことをしていて、一体何になるんだ」とか、「どうしてまた、こんなことになったんだろう」と、先のことや過去のことばかりあれこれ考えていた。考えれば考えるほど、あなたの心は今、この時から離れ、満足も感じられなくなるのである。

こんど退屈を感じることがあったら、あなたの頭の中にどれだけ多くの考えが詰まっているのか、またあなたの頭がどれぐらい活発に動いているかに、気をつけてみるとよい。頭が活発に働きすぎていると、人生を楽しむことができにくくなる。自分があれこれ考えすぎていることを示すサインに気づいたら（退屈を感じはじめたら）、退屈を引き起こす本当の原因を思い起こしてほしい。原因は忙しく考えることであり、何かやり足りないことがあるわけではないのだ。

退屈を解消する方法は、「今」にもっと集中して生きることである。忙しく考えすぎるのではなく、今、この時に没頭していれば、退屈などしないのだ。ミツバチのように忙しく飛び回っていても、何もせずにぶらぶらしていても、どちらでも構わない。あなたが何をして過ごすかということと、あなたが退屈を感じることとは無関係なのだから。

心の雑念を追い払おう

余暇を楽しみ、リラックスするコツを覚えた人々は、何も考えないで過ごす時間を持つことができるようになる。こうした時間を、人々は喜んで迎える。なぜなら、直観が湧いてくる時間だからである。人生を楽しみながらリラックスして過ごせる人々は、こうした静かな時間を、知恵や創造性を働かせるために使う。次に何をすべきかを伝えてくれる媒体として用いている。ゆっくり生きている人々は、創造性は心に雑念がなく落ち着いているときに自然と湧き上がってくるものだと、直観的に知っている。次に何をするかわざわざ考える必要がないことを知っている。心が散漫にならず集中できているときこそ、創造性を発揮する絶好の機会なのである。

しょっちゅう退屈を感じる人は、落ち着いた心は退屈なものだと考えてはいないだろうか。何もすることがないと思っただけで、あなたはパニックに陥り、すぐにもその落ち着きを破るような何かを考え出そうとする。したがって、あなたの心は、ほとんど一瞬も落ち着いていられない。どんなことでも、何もしないよりはましだと考えてしまう。あなたは無意識のうちに、人生のすべての時間を、何らかの活動で埋めてしまおうとしているのかもしれない。たとえ二分間でも、何もしないでじっと座っていられる人が、一体何人いるだろうか？

著者が「心をカラにした状態を保つこと」を唱導していると聞くと、そんなことをしたら生産性が低下するのではないかと危惧《きぐ》する人々があらわれる。心配は無用だ。リラックスし心をカラにすることがどれほど価値あるものなのかを理解すれば、わたしたちは能率よく仕事をすることができ、生産性がぐっと高まることさえあるのだ。

心の雑念を追い払い、すっきりした心を持ちたいと思っていれば、二度と退屈を感じることはない。気にかかることが何もないこのめったに手に入れることのできない瞬間を、喜んで迎え入れることができるようになったとき、わたしたちは人生に畏怖《いふ》の念を感じたり、驚嘆することが多くなる。小さなことにも、喜びを感じられるようになる。人生の、これまで見えていなかった面に気づくことができるのだ。それは、わたしたちの心がもう過去の出来事にとらわれてはおらず、新しいものを進んで受け入れようとしているからである。

静かで、落ち着き払った時間を持とう

落ち着いた静かな心を、牧場で草を食《は》む馬にたとえると、その意味がわかりやすくなる。馬は、食べ物を求めてあちこち動き回る。どんな場所にも、長い間とどまることはない。あちらからこちらへとゆっくり移動しつづける。

落ち着いた心も、これと同じである。落ち着いた心は、どのような考えにも、そしてその後に連なるいくつもの考えにも、いつまでもこだわりつづけたりはしない。考えは生まれ、どこかへ消えていくものである。一つ一つの考えに、特別な注意を払ったりはしないのだ。落ち着いた心は、心を休めている状態である。牧場で草を食む馬と同じなのである。

こうした静かな時間に、しばしば、あなたを喜ばせるような直観や洞察が生まれてくることに、あなたは嬉《うれ》しい驚きを感じるだろう。「これこそわたしがやるべきことだったんだ」とか、「本当にそのとおりだ」とあなたは感心するはずだ。ずっと心を砕いてきた重要な問題の、思いがけない解決策が見つかることもある。人生がずっと簡単に見えてきて、何でもうまくやれそうな気がしてくる。くつろぎの時間が、本当にくつろいだ時間になる。

心をリラックスさせる

余暇を過ごすことの一番の目的の一つは、心をリラックスさせることである。身体にとって睡眠が必要なように、心にも睡眠が必要だ。心をすっかりカラにし、いろいろなことを考えすぎない時間をつくることが大切だ。流動的に考え、「今」に目を向けてゆっくり生きる時間を持たなくてはいけない。

車のギアでいえば、ニュートラルはギアを休ませている状態である。ニュートラルの状態では、エンジンはかかってはいるが、ギアは何の動きもしていない。必要なら、一瞬のうちにいつでも動き出せる準備はできている。しかし、まだ休止状態なのである。

落ち着いた、リラックスした心についても、これと同じように考えることができる。心が休止しているということは、まだギアを入れていないということなのだ。ギアをニュートラルに入れた心は、情報を取り入れたり、問題をシチュー鍋《なべ》で煮込んで答えを待つといった働きをしながらも、リラックスした休息状態にある。一つのことに集中したり、分析したりするのではなく、思考が生まれどこかへ消えていくのをただ見守っている。思考は心に入り込み、やがて出ていく。ニュートラルな心が休止状態にあることは、瞑想《めいそう》中と同じである。しかし、瞑想中と違う点は、あなたが目を開き、くまなく目を配っているため、いつでも、どこにいても、呼び覚まされることができるということである。

ニュートラルな心の状態は、実際どのようなときにでも、リラックスし、元気を回復するために役立つが、とくに余暇はその効力が発揮される絶好の機会である。より多くの時間を、ニュートラルな心の状態で過ごすことができれば、あなたはずっと満足を感じやすくなる。ありふれた日常的な事柄が、どこか違って見えてくるのである。

リチャードは、ニュートラルの概念を初めて教えられたときのことを覚えている。ワシントンのラ・コナーに住む、ジョージ・プランスキー博士のもとで教えを受けていたときのことである。その頃のリチャードは、せっかちにあれこれ考えるほうだった。いつでも、スケジュールはぎっしり詰まっていた。ところが困ったことに、ラ・コナーは何もない街だったのである。劇場もなければ、いわゆる夜の町もない。楽しみがほとんどなかったのだ。リチャードはプランスキー博士に尋ねた。「このあたりでは、夜はみんなどこへ出かけるんですか」。このときの、博士の答えを、リチャードは今でも忘れることができない。

博士は、ニュートラルの概念について説明したあと、こう言った。「一晩でいいから、何もしないで、退屈してみるといい。ぜひ、やってみたまえ。シアトルにドライブにも出かけず、電話もかけず、劇場を探したりもせず、テレビも見ないんだ」。リチャードは冗談だろうと思った。一体誰が、わざわざ退屈しようとするだろう。

しかし、リチャードは、この博士に教えを乞《こ》うためにラ・コナーに来ていたのだ。リチャードは博士の話を真剣に受け止め、努力して言われたとおりにしてみることにした。すると、驚いたことに、その夜は、今までの人生のなかでも最も素晴らしい夜になったのである。退屈することを自分に許したとたん――退屈することを恐れ、退屈から身を守ることをやめたとたんに――心が落ち着き、ちっとも退屈など感じなくなったのである。自然の持つ純粋な美しさにこのときほど惹《ひ》かれたことは、それまでの人生でもなかった。たった一人で静かに散歩することが、とても楽しかった。それまで散歩などほとんどしたこともなかったのだが。それまでは目にもとめなかった昆虫に気づき、かがみ込んでその様子を見守ることもあった。チューリップの花を見ても畏怖の念を感じた。心をニュートラルにすることの価値を教えられるまで、ラ・コナーに花が咲いていることにさえ気がつかなかったのだ。ほかのことを考えるのにあまりにも忙しすぎ、心が今、この時から離れてしまっていたために、リチャードは、目の前にあるものの美しさにまったく気づいていなかったのである。

人生、ゆっくり生きよう

この章をお読みになった読者が、余暇をよりリラックスして、より楽しんで過ごせるようになることを、著者は望んでいる。「今」に目を向けてゆっくり生きることによって、あなたは目の前の時間に集中して余暇を過ごすことができるようになる。集中力が増し、しかもあなたが望み、あるいは必要とするなら、テニスやゴルフの腕を上げることだってできる。しかも、時間と状況が許す範囲内の余暇で十分リラックスすることができるようになる。

さて、著者からの最後のメッセージである。心を落ち着け、「今」に目を向けながら余暇を過ごせるようになると、その余暇を過ごすときの感じを、人生の別の場面にも応用できるようになるものなのである。

人生を、仕事と余暇の二つに分けてしまわず、一つながりのものにすることができるはずだ。すると、ほんの少しの余暇が、人生を生きていくうえでいかに役立つものであるかが、あなたにもわかってくるだろう。あなたは、余暇を過ごすときの落ち着いた、リラックスした心で人生のさまざまな場面を過ごせるようになるのである。

うまくいけば、読者も、著者が気づいたのと同じことに気づけるはずだ。あなたに喜びをもたらすのは、あなたの行動ではなく、リラックスした考え方なのである。心を落ち着ければ、人生のあらゆる場面がずっと平穏なものに見えてくるのだ。

あくせくするな、ゆっくり生きよう！

謝辞

本書の執筆にあたり、次の方々にたいへんお世話になった。その思いやりに満ちた支援に感謝の意を表したい。ハーパー・サンフランシスコのトム・グレイディ氏の、誠実で熱意のある創造的な編集手腕に感謝する。ジョージ・プランスキー博士には的確な助言をいただいたことを感謝する。ジュディ・セッジマン、サンディ・クロット、ロルフ・サーグの三氏には、草案段階で非常に有益で力になる意見をいただいた。感謝したい。ミカエル・ベイリーとクリス・カールソンには、その愛情溢《あふ》れる励ましと忍耐力に感謝する。人生についてわたしたちに多くのことを教えてくれた、たくさんの「心の心理学」を実践している医師たちにも感謝する。そして、ゆっくり生きることの大切さをみせてくれた、非常に多くの患者の皆さんにも感謝したい。

訳者あとがき

「『今』に目を向けて生きるためには、ただ自分の考えに気づき、自覚する、それだけでいい。そうすば、より穏やかで、落ち着いた考え方、つまり流動的思考ができるようになる」（本文四章より）

これこそ、本書の著者、リチャード・カールソンとジョセフ・ベイリーの基本的な考え方である。すべての否定的な感情は自分の思考が生み出したものであり、外部から押しつけられたものではない。その一点に気づくことによって、わたしたちはあせりやストレスなどの、あらゆる否定的な感情から解放され、穏やかな心で「今」に集中して生きることができる、というものである。

著者も認めているとおり、このメッセージはあまりにも単純で、あたりまえのことのように思われる。「なんだ、そんなことか」とがっかりする読者もいるかもしれない。「何事も気の持ちよう」という言葉もあるように、考え方次第でものの見え方が変わってくることは、おそらく誰でも知っているだろう。

けれど、自分が否定的な考え方をしていることに気づいたとき、意識してその考えから離れようとしたことのある人がどのくらいいるだろう？　わかっているようで、でもそこから先は何もしていない、という人が大半なのではないだろうか？　本書は、そうした「気づいているようで、気づいていなかったこと」に気づかせてくれる本である。

仕事にも、子育てにもストレスはつきものである。本書によると、わたしたちは余暇にさえストレスを感じているということだ。しかしいずれの場合も、自分の考えに気づくことによって、すべては解決する。考え方を切り替えることによって穏やかに過ごすことができるようになるだけでなく、目の前のことに集中することができるようになるため、仕事の能率まで上がるのである！

本書で提唱されている考え方の基本は、心の心理学という比較的新しい心理学理論で、一九七六年に、ジョージ・プランスキー博士とロジャー・C・ミルズ博士の二人によってまとめられたものである。本書の著者、リチャード・カールソンとジョセフ・ベイリーはともに心理学者であるが、この理論に出会うまでは、多くの人々同様にゆとりのないあわただしい生活を送っていたという。本書は、この理論を知ったことによってゆとりのある生活を手に入れた二人が、多くの人々にその考え方を知ってもらいたいという願いをこめて著したものである。

訳者自身、本書の翻訳を進めながら、ずいぶん勉強させてもらった。仕事がなかなかはかどらなくてあせりが出てくるとき、子どもたちの遊びの相手をしながらも、まだその日の分の仕事が終わっていないことを考えてしまうとき、これではいけない、と気づくことができるようになった。そして少しずつ、自分の気持ちを「今」に引き戻すことができるようになった。その練習をする機会はそれこそ何度もあったので、ずいぶん上手に気持ちを切り替えることができるようになったと思う。なんだか、得をしたような気もする。

世の中はあわただしく動いている。会社勤めをしている人も、家庭にいる人も、そのあわただしさに巻き込まれ、ストレスを感じている。けれど、自分の考え方次第で、そのストレスをコントロールできるとわかってしまえば、人生はもっと楽しいものになりそうである。読者の方々が、本書から穏やかに生きるヒントを感じとってくだされば幸いである。

一九九八年九月

大沢　章子

本書は、著者の了解を得て、一部削除・整理したことをお断りします。

【著者紹介】

リチャード・カールソン（Richard Carlson）

心理学者。ストレス・コンサルタント。ベストセラー『小さいことにくよくよするな！』（サンマーク出版刊）、"Don't Sweat the Small Stuff with Your Family"など著書多数。あわただしく生きることの無意味さに気づき「心の心理学」を提唱、テレビ、ラジオの出演をはじめ、全米各地で講演活動をしている。その主張は、全米の多くの人々の支持を受けている。北カリフォルニアに妻と二人の娘とともに住む。

ジョセフ・ベイリー（Joseph Bailey）

サイコセラピスト。ヘルス・リアライゼーション・コンサルタンツ会長であり、「心の心理学」訓練協会教授。1980年マイアミで開催された心理学学会で「心の心理学」に出会う。著書に"The Serenity Principle"がある。

【訳者紹介】

大沢章子（おおさわ　あきこ）

翻訳家。兵庫県宝塚市生まれ。大阪大学人間科学部卒。

訳書にフランツ・メカトルフ『今、ブッダならどうする』（主婦の友社）

本書は１９９８年１１月、主婦の友社より刊行された単行本を文庫化したものです。

あくせくするな、ゆっくり生《い》きよう！

リチャード・カールソン
ジョセフ・ベイリー
大沢章子《おおさわあきこ》＝訳

角川文庫　12142

平成十三年九月二十五日　初版発行

発行者——角川歴彦
発行所——株式会社角川書店
東京都千代田区富士見二—十三—三
電話　編集部(〇三)三二三八—八五五五
　　　営業部(〇三)三二三八—八五二一
〒一〇二—八一七七
振替〇〇一三〇—九—一九五二〇八

印刷・製本——e—Bookマニュファクチュアリング
装幀者——杉浦康平

定価はカバーに明記してあります。

Printed in Japan

カ 9-1　ISBN4-04-288701-5　C0198